JN326181

メンタルヘルスのための
職場環境改善

「職場環境改善のためのヒント集」ですすめる
チェックポイント30

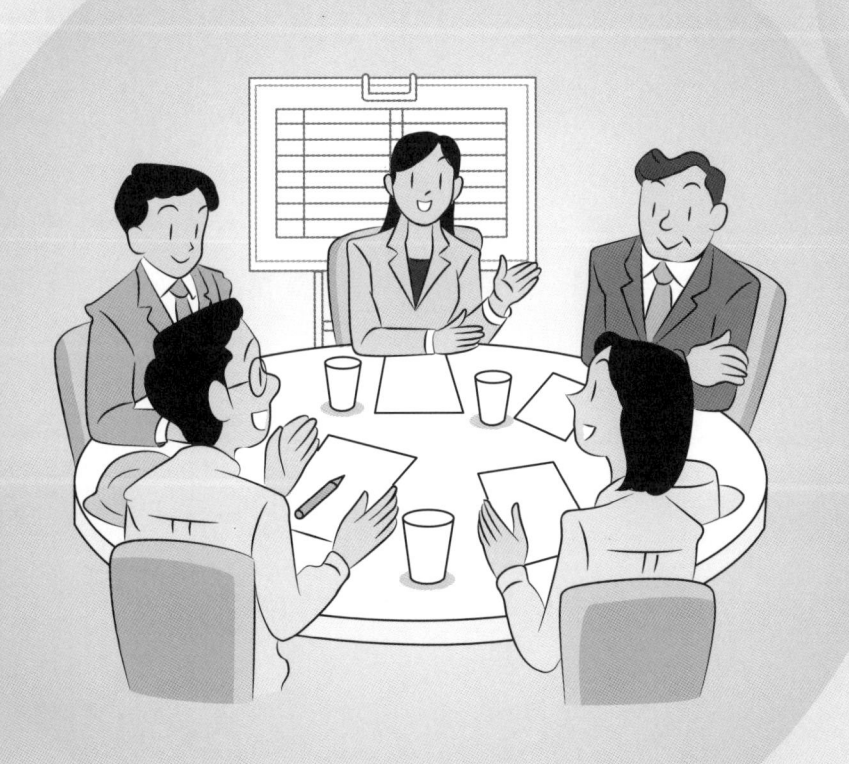

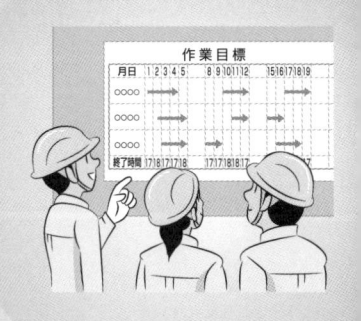

中央労働災害防止協会

は じ め に

　職場のメンタルヘルス対策では、ケース対応や復職支援体制を整えるとともに、労働者の心身へのストレスの原因となる職場環境を改善して、快適に働くことのできる職場づくりを行うことが注目されています。この職場環境改善には、部屋の明るさや暑さ寒さ、トイレの有無といった狭い意味での職場環境だけでなく、労働時間、勤務体制の負担、ストレス軽減策への支援体制など、労働生活そのものに目を向けてゆく取り組みが含まれます。つまり、心身への負担・ストレスの背景となる働き方の全般を改善していく取り組みです。

　メンタルヘルス改善を目指した職場環境改善のツールの1つとして、2004年に「職場環境改善のためのヒント集」（メンタルヘルスアクションチェックリスト、以下「ヒント集」という）が開発されました。これは、全国からストレス対策や働きやすい職場づくりに役立った職場環境改善事例を収集し、厳選した改善策（アクションチェックポイント）30項目をリスト化したものです。平成16年度厚生労働科学研究（厚生労働省）「職場環境などの改善方法とその支援方策に関する研究」のアクションチェックリスト作成ワーキンググループ（座長：川上憲人岡山大学教授・現東京大学教授）によって作成されました。

　本書「メンタルヘルス一次予防としての職場環境改善チェックポイント30（仮）」は、この「ヒント集」の活用経験に基づいて、30項目のチェックポイントの解説をそれぞれ新たに書き下ろしたものです。具体的で実践的な職場改善方法を解説していることが大きな特徴です。職場における「ヒント集」への記入結果などに基づいて、どのように職場環境を改善してゆくか、それぞれのチェックポイントを取り上げる際、大きなヒントが得られます。

　各職場では、労働者が心身に不調を来たしたときに、あわてて対策に追われるよりも、あらかじめ現場責任者、産業保健スタッフなどの支援を受けながら、職場の仲間や管理者が主体となって、メンタルヘルス対策の視点から働きやすい職場づくりに当たる必要があります。最近の安全衛生の最先端の取り組みでは、職場の人たちが参加して職場の良いところを確認しあい、その良好事例（Good Practice、GP）に学びながら、さらに改善する点はないか洗い出し、すぐに改善を実施する「対話型」の活動が広がってきています。この対話型の職場活動をメンタルヘルス領域で推進していくために、本書が大いに役立ちます。

　本書では、「ヒント集」を活用したグループ討議方式についても解説します。職場の管理者・労働者が参加して企画し、産業保健スタッフの支援も得ながら、現場の人たちが「ヒント集」を合同して用い、具体的な改善提案をまとめることができるようまとめました。

はじめに

　職場の知恵やアイデアを実現してストレスが少なく働きやすい職場づくりをすすめるためにも、現場研修や安全衛生委員会の取り組みとして、現場に合わせたグループ討議の場を設定することが必要です。

　本書をもとにした取り組みは、計画・実施・見直し・継続改善を行う事業場内の安全衛生活動のＰＤＣＡサイクルに位置づけることも大切です。「ヒント集」の利用とその結果をもとにしたグループ討議結果は、労働安全衛生マネジメントシステムのリスクアセスメントの場面ともいえます。実際に改善を行いフォローアップの仕組みを作りながら成果を確かめてゆくためにも、本書の活用が期待されます。

　平成22年3月

執筆者代表
吉川徹　川上憲人　小木和孝

職場環境改善のためのヒント集

ヒント集のねらい

　このヒント集は、職場の従業員の参加のもと、仕事の負担やストレスを減らして、快適に安心して働くための職場環境に関する改善アイデアが盛り込まれています。これらのヒントは、職場のメンタルヘルス改善やストレス対策のためにすでに行われ、役立っている事例を日本全国から集めて、全部で6つの領域、30項目に分類してチェックリストとしてまとめられたものです。

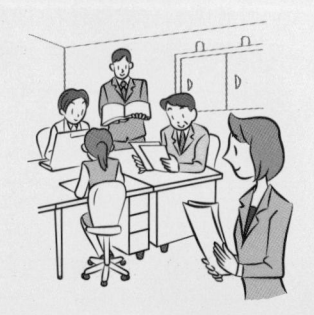

ヒント集の特徴

　このヒント集は職場環境などの良否をチェックするものではありません。職場で取り上げる改善策を選択形式で選ぶチェック方法となっていますので（アクションチェックリストと呼ばれています）、職場で一緒に働く従業員同士によるグループ討議などで利用することが効果的です。それぞれのチェックポイントは、ストレス対策に有効だった事例を多面的に取り上げていますので、あなたの職場に合わせた職場環境等の改善への目のつけどころや改善の考え方を理解することができます。

【チェックの手順】－ヒント集の具体的な使い方について－

1. この30項目のチェックポイントは、職場環境・作業環境をよくする、コミュニケーションをよくするといった、職場でメンタルヘルス対策を行ううえでのヒントが盛り込まれています。
2. 各チェック項目についてそこで述べられている対策について次のように記入します。
   - （ア）その対策が不必要で、今のままでよい（その対策がすでに行われているか、考える必要がない）場合は「□提案しない」の□にレ印をつけてください。すでに職場で対策が行われている場合には、その内容をメモ欄に記入してください。これは職場の良好事例といえます。
   - （イ）その対策が必要（改善がこれから行なわれることが必要）な場合は、「□提案する」の□にレ印をつけてください（すでに対策がとられていても、さらに改善が必要と考えられるならば、この「□提案する」にレ印をつけてください）。
   - （ウ）つぎに、「□提案する」に印のついた一つひとつの項目について、その対策を優先して取り上げたほうがよいものに、「□優先」の□にレ印をつけてください。
3. このチェック結果は、グループ討議を通して、メンタルヘルス対策に関する優先課題の洗い出しに使うことを目標にしています。グループ討議に役立ちそうな感想も、適宜、メモ欄に書きとめておいてください。

※　「職場環境改善のためのヒント集」は、職場環境等のストレスの評価結果などを活用しながら、職場環境等の対策を考えるのに参考となる項目をまとめています。本ヒント集のオリジナルバージョンは「事業場のメンタルヘルスサポートページ」(http://mental.m.u-tokyo.ac.jp/jstress/ 東京大学大学院医学研究課・精神保健学)からダウンロードできます。こちらもご活用ください。

A　作業計画への参加と情報の共有

1. **作業の日程作成に参加する手順を定めます**

    作業の分担や日程についての計画作成に、労働者と管理監督者が参加する機会を設けます。

    このような対策を
    □提案しない
    □提案する ― □優先
    メモ＿＿＿＿＿＿＿＿
    ＿＿＿＿＿＿＿＿＿＿
    ＿＿＿＿＿＿＿＿＿＿

2. **少人数単位の裁量範囲を増やします**

    具体的なすすめ方や作業順序について、少人数単位または作業担当者ごとに決定できる範囲を増やしたり再調整したりします。

    このような対策を
    □提案しない
    □提案する ― □優先
    メモ＿＿＿＿＿＿＿＿
    ＿＿＿＿＿＿＿＿＿＿
    ＿＿＿＿＿＿＿＿＿＿

3. **個人当たりの過大な作業量があれば見直します**

    特定のチーム、または特定の個人当たりの作業量が過大になる場合があるかどうかを点検して、必要な改善を行います。

    このような対策を
    □提案しない
    □提案する ― □優先
    メモ＿＿＿＿＿＿＿＿
    ＿＿＿＿＿＿＿＿＿＿
    ＿＿＿＿＿＿＿＿＿＿

4. **各自の分担作業を達成感あるものにします**

    分担範囲の拡大や多能化などにより、単調な作業ではなく、個人の技量を生かした達成感が得られる作業にします。

    このような対策を
    □提案しない
    □提案する ― □優先
    メモ＿＿＿＿＿＿＿＿
    ＿＿＿＿＿＿＿＿＿＿
    ＿＿＿＿＿＿＿＿＿＿

5. **必要な情報が全員に正しく伝わるようにします**

    朝の短時間ミーティングなどの情報交換の場を設け、作業目標や手順が各人に伝わり、チーム作業が円滑に行われるように、必要な情報が職場の全体に正しく伝わり、共有できるようにします。

    このような対策を
    □提案しない
    □提案する ― □優先
    メモ＿＿＿＿＿＿＿＿
    ＿＿＿＿＿＿＿＿＿＿
    ＿＿＿＿＿＿＿＿＿＿

B　勤務時間と作業編成

6．労働時間の目標値を定め、残業の恒常化をなくします

1日、1週、1カ月単位ごとの労働時間に目標値を設け、ノー残業デーなどを運用することで、長時間労働が当たり前である状態を避けるようにします。

このような対策を
☐提案しない
☐提案する ― ☐優先
メモ＿＿＿＿＿＿＿＿
＿＿＿＿＿＿＿＿＿＿
＿＿＿＿＿＿＿＿＿＿

7．繁忙期やピーク時の作業方法を改善します

繁忙期やピーク時などの特定時期に個人やチームに作業が集中せず、作業の負荷や配分を公平に扱えるように、人員の見直しや業務量の調整を行います。

このような対策を
☐提案しない
☐提案する ― ☐優先
メモ＿＿＿＿＿＿＿＿
＿＿＿＿＿＿＿＿＿＿
＿＿＿＿＿＿＿＿＿＿

8．休日・休暇が十分取れるようにします

定めた休日日数がきちんと取れ、年次有給休暇やリフレッシュ休暇などが計画的に、また必要に応じて取れるようにします。

このような対策を
☐提案しない
☐提案する ― ☐優先
メモ＿＿＿＿＿＿＿＿
＿＿＿＿＿＿＿＿＿＿
＿＿＿＿＿＿＿＿＿＿

9．勤務体制、交替制を改善します

勤務体制を見直し、十分な休養時間が確保でき、深夜・早朝勤務や不規則勤務による過重負担を避けるようにします。

このような対策を
☐提案しない
☐提案する ― ☐優先
メモ＿＿＿＿＿＿＿＿
＿＿＿＿＿＿＿＿＿＿
＿＿＿＿＿＿＿＿＿＿

10．個人の生活条件に合わせて勤務調整ができるようにします

個人の生活条件やニーズに応じて、チーム編成や勤務条件などが柔軟に調整できるようにします。（例：教育研修、学校、介護、育児）

このような対策を
☐提案しない
☐提案する ― ☐優先
メモ＿＿＿＿＿＿＿＿
＿＿＿＿＿＿＿＿＿＿
＿＿＿＿＿＿＿＿＿＿

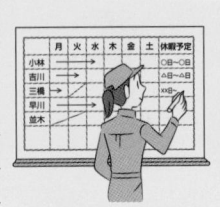

C　円滑な作業手順

11. 物品と資材の取り扱い方法を改善して、負担を軽減します

　　物品と資材、書類などの保管・運搬方法を工夫して負担を軽減します。（例：取り出しやすい保管場所、台車の利用、不要物の除去や整理整頓など）

このような対策を
☐提案しない
☐提案する ― ☐優先
メモ＿＿＿＿＿＿＿＿＿＿＿
＿＿＿＿＿＿＿＿＿＿＿＿＿
＿＿＿＿＿＿＿＿＿＿＿＿＿

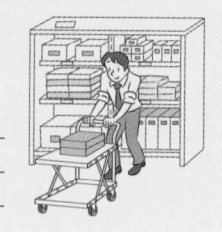

12. 個人ごとの作業場所を改善し、仕事をしやすくします

　　各自の作業場のレイアウト、姿勢、操作方法を改善して仕事をしやすくします。（例：作業台の配置、肘の高さでの作業、パソコン操作方法の改善など）

このような対策を
☐提案しない
☐提案する ― ☐優先
メモ＿＿＿＿＿＿＿＿＿＿＿
＿＿＿＿＿＿＿＿＿＿＿＿＿
＿＿＿＿＿＿＿＿＿＿＿＿＿

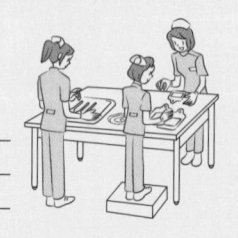

13. 作業の指示や表示内容をわかりやすくします

　　作業のための指示内容や情報を作業中いつでも容易に入手し確認できるようにします。（例：見やすい指示書、表示・ラベルの色分け、標識の活用など）

このような対策を
☐提案しない
☐提案する ― ☐優先
メモ＿＿＿＿＿＿＿＿＿＿＿
＿＿＿＿＿＿＿＿＿＿＿＿＿
＿＿＿＿＿＿＿＿＿＿＿＿＿

14. 反復・過密・単調作業を改善します

　　心身に大きな負担となる反復作業や過密作業、単調作業がないかを点検して、適正な負担となるよう改善します。

このような対策を
☐提案しない
☐提案する ― ☐優先
メモ＿＿＿＿＿＿＿＿＿＿＿
＿＿＿＿＿＿＿＿＿＿＿＿＿
＿＿＿＿＿＿＿＿＿＿＿＿＿

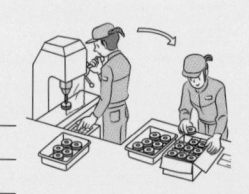

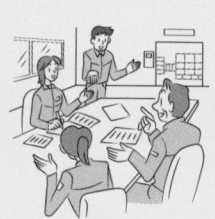

15. 作業ミス防止策を多面的に講じます

　　労働者が安心して作業できるように、作業ミスや事故を防ぎ、もしミスを起こしても重大な結果に至らないように対策を講じます。（例：作業手順の標準化、マニュアルの作成、チェック方法の見直し、安全装置、警報など）

このような対策を
☐提案しない
☐提案する ― ☐優先
メモ＿＿＿＿＿＿＿＿＿＿＿
＿＿＿＿＿＿＿＿＿＿＿＿＿
＿＿＿＿＿＿＿＿＿＿＿＿＿

D　作業場環境

16. 温熱環境や音環境、視環境を快適化します

冷暖房設備などの空調環境、照明などの視環境を整え、うるさい音環境などを、個々の労働者にとって快適なものにします。

このような対策を
□提案しない
□提案する ― □優先
メモ＿＿＿＿＿＿＿＿＿
＿＿＿＿＿＿＿＿＿＿＿
＿＿＿＿＿＿＿＿＿＿＿

17. 粉じん、化学物質、感染病原体など、有害環境源を隔離します

健康を障害するおそれのある粉じん、化学物質や感染病原体など、人体への有害環境源を隔離するか、適切な防護対策を講じます。

このような対策を
□提案しない
□提案する ― □優先
メモ＿＿＿＿＿＿＿＿＿
＿＿＿＿＿＿＿＿＿＿＿
＿＿＿＿＿＿＿＿＿＿＿

18. 職場の受動喫煙を防止します

職場における受動喫煙による健康障害やストレスを防止するため、話し合いにもとづいて職場の受動喫煙防止対策をすすめます。

このような対策を
□提案しない
□提案する ― □優先
メモ＿＿＿＿＿＿＿＿＿
＿＿＿＿＿＿＿＿＿＿＿
＿＿＿＿＿＿＿＿＿＿＿

19. 衛生設備と休養設備を改善します

快適で衛生的なトイレ、更衣室を確保し、ゆっくりとくつろげる休憩場所、飲料設備、食事場所や福利厚生施設を備えます。

このような対策を
□提案しない
□提案する ― □優先
メモ＿＿＿＿＿＿＿＿＿
＿＿＿＿＿＿＿＿＿＿＿
＿＿＿＿＿＿＿＿＿＿＿

20. 緊急時対応の手順を改善します

災害発生時や火災などの緊急時に適切に対応できるように、設備の改善、通路の確保、全員による対応策と分担手順をあらかじめ定め、必要な訓練を行うなど、日頃から準備を整えておきます。

このような対策を
□提案しない
□提案する ― □優先
メモ＿＿＿＿＿＿＿＿＿
＿＿＿＿＿＿＿＿＿＿＿
＿＿＿＿＿＿＿＿＿＿＿

E　職場内の相互支援

21. 上司に相談しやすい環境を整備します

　労働者が必要な時に上司や責任者に問題点を報告し、また相談しやすいようにふだんから職場環境を整えておくようにします。（例：上司に相談する機会を確保する、サブリーダーの設置、相談しやすいよう職場のレイアウトを工夫するなど）

このような対策を
☐提案しない
☐提案する ― ☐優先
メモ＿＿＿＿＿＿＿＿＿
＿＿＿＿＿＿＿＿＿＿＿
＿＿＿＿＿＿＿＿＿＿＿

22. 同僚に相談でき、コミュニケーションがとりやすい環境を整備します

　同僚間でさまざまな問題点を報告し合い、また相談し合えるようにします。（例：作業グループ単位で定期的な会合を持つ、日報やメーリングリストを活用するなど）

このような対策を
☐提案しない
☐提案する ― ☐優先
メモ＿＿＿＿＿＿＿＿＿
＿＿＿＿＿＿＿＿＿＿＿
＿＿＿＿＿＿＿＿＿＿＿

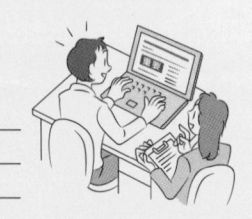

23. チームワークづくりをすすめます

　グループ同士でお互いを理解し、支え合い、相互に助け合う雰囲気が生まれるように、メンバーで懇親の場を設けたり、研修の機会を持つなどの工夫をします。

このような対策を
☐提案しない
☐提案する ― ☐優先
メモ＿＿＿＿＿＿＿＿＿
＿＿＿＿＿＿＿＿＿＿＿
＿＿＿＿＿＿＿＿＿＿＿

24. 仕事に対する適切な評価を受け取ることができるようにします

　労働者が自分の仕事のできや能力についての評価を、実績にもとづいて、納得できる形で、タイミングよく受け取ることができるようにします。

このような対策を
☐提案しない
☐提案する ― ☐優先
メモ＿＿＿＿＿＿＿＿＿
＿＿＿＿＿＿＿＿＿＿＿
＿＿＿＿＿＿＿＿＿＿＿

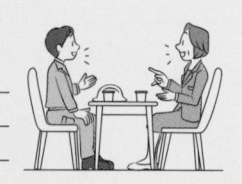

25. 職場間の相互支援を推進します

　職場や作業グループ間で、それぞれの作業がしやすくなるように情報を交換したり、連絡調整を行ったりするなど、相互支援を推進します。

このような対策を
☐提案しない
☐提案する ― ☐優先
メモ＿＿＿＿＿＿＿＿＿
＿＿＿＿＿＿＿＿＿＿＿
＿＿＿＿＿＿＿＿＿＿＿

F　安心できる職場のしくみ

26. **個人の健康や職場内の健康問題について相談できる窓口を設置します**

　　心の健康や悩み、ストレス、あるいは職場内の人間関係などについて、気がねなく相談できる窓口または体制を確保します。（例：社内のメンタルヘルス相談窓口の設置）

このような対策を
□提案しない
□提案する ― □優先
メモ＿＿＿＿＿＿＿＿
＿＿＿＿＿＿＿＿＿＿
＿＿＿＿＿＿＿＿＿＿

27. **セルフケアについて学ぶ機会を設けます**

　　セルフケア（自己健康管理）に役立つ情報を提供し、研修を実施します。（例：ストレスへの気づき、保健指導、ストレスへの上手な対処法など）

このような対策を
□提案しない
□提案する ― □優先
メモ＿＿＿＿＿＿＿＿
＿＿＿＿＿＿＿＿＿＿
＿＿＿＿＿＿＿＿＿＿

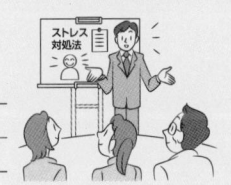

28. **組織や仕事の急激な変化にあらかじめ対処します**

　　組織や作業編成の変更など職場の将来計画や見通しについて、ふだんから周知されているようにします。

このような対策を
□提案しない
□提案する ― □優先
メモ＿＿＿＿＿＿＿＿
＿＿＿＿＿＿＿＿＿＿
＿＿＿＿＿＿＿＿＿＿

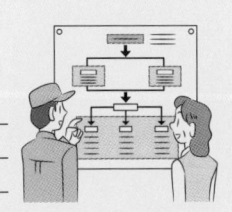

29. **昇進・昇格、資格取得の機会を明確にし、チャンスを公平に確保します**

　　昇進・昇格のモデル例や、キャリア開発のための資格取得機会の有無や時期が明確にされ、公平にチャンスが与えられることを労働者に伝えます。

このような対策を
□提案しない
□提案する ― □優先
メモ＿＿＿＿＿＿＿＿
＿＿＿＿＿＿＿＿＿＿
＿＿＿＿＿＿＿＿＿＿

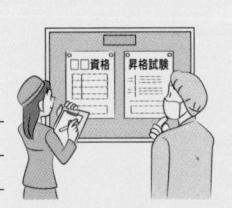

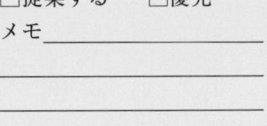

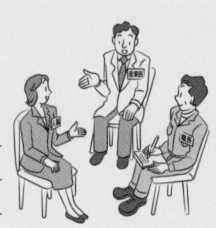

30. **緊急の心のケアをします**

　　突発的な事故が生じた時に、緊急時のケアや心のケアが受けられるように、あらかじめ職場内の責任者や産業保健スタッフ、あるいは社外の専門家との連絡体制や手順を整えておきます。

このような対策を
□提案しない
□提案する ― □優先
メモ＿＿＿＿＿＿＿＿
＿＿＿＿＿＿＿＿＿＿
＿＿＿＿＿＿＿＿＿＿

目　次

はじめに　3
職場環境改善のためのヒント集　5

1　ストレス対策における職場環境改善の意義 …………………… 15

2　「職場環境改善のためのヒント集」の活用 …………………… 17

3　「職場環境改善のためのヒント集」のチェックポイント30の解説 ……… 21

A　作業計画への参加と情報の共有　21
- チェックポイント 1　作業の日程作成に参加する手順を定めます　22
- チェックポイント 2　少人数単位の裁量範囲を増やします　24
- チェックポイント 3　個人当たりの過大な作業量があれば見直します　26
- チェックポイント 4　各自の分担作業を達成感あるものにします　28
- チェックポイント 5　必要な情報が全員に正しく伝わるようにします　30

B　勤務時間と作業編成　33
- チェックポイント 6　労働時間の目標値を定め、残業の恒常化をなくします　34
- チェックポイント 7　繁忙期やピーク時の作業方法を改善します　36
- チェックポイント 8　休日・休暇が十分取れるようにします　38
- チェックポイント 9　勤務体制、交替制を改善します　40
- チェックポイント 10　個人の生活条件に合わせて勤務調整ができるようにします　42

C　円滑な作業手順　45
- チェックポイント 11　物品と資材の取り扱い方法を改善して、負担を軽減します　46
- チェックポイント 12　個人ごとの作業場所を改善し、仕事をしやすくします　48
- チェックポイント 13　作業の指示や表示内容をわかりやすくします　50
- チェックポイント 14　反復・過密・単調作業を改善します　52
- チェックポイント 15　作業ミス防止策を多面的に講じます　54

D　作業場環境　57
- チェックポイント 16　温熱環境や音環境、視環境を快適化します　58
- チェックポイント 17　粉じん、化学物質、感染病原体など、有害環境源を隔離します　60
- チェックポイント 18　職場の受動喫煙を防止します　62
- チェックポイント 19　衛生設備と休養設備を改善します　64
- チェックポイント 20　緊急時対応の手順を改善します　66

E　職場内の相互支援　69
- チェックポイント 21　上司に相談しやすい環境を整備します　70
- チェックポイント 22　同僚に相談でき、コミュニケーションがとりやすい環境を整備します　72
- チェックポイント 23　チームワークづくりをすすめます　74
- チェックポイント 24　仕事に対する適切な評価を受け取ることができるようにします　76
- チェックポイント 25　職場間の相互支援を推進します　78

F　安心できる職場のしくみ　81
- チェックポイント 26　個人の健康や職場内の健康問題について相談できる窓口を設置します　82
- チェックポイント 27　セルフケアについて学ぶ機会を設けます　84
- チェックポイント 28　組織や仕事の急激な変化にあらかじめ対処します　86
- チェックポイント 29　昇進・昇格、資格取得の機会を明確にし、チャンスを公平に確保します　88
- チェックポイント 30　緊急の心のケアをします　90

4　「職場環境改善のためのヒント集」を用いた職場環境改善のすすめ方　92

5　フォローアップ計画と評価　96

6　参加型1日ワークショップ研修の企画例　98

7　職場環境改善の取り組み事例　103
1. 電子部品工場における労働者参加型職場環境改善　103
2. メンタルヘルス改善をめざした病院における参加型職場環境改善活動　106
3. 建設機械メーカーにおけるグループ討議を通じた職場環境等の改善　109
4. 研究開発職場における対策検討会を活用した職場環境改善の事例　112
5. 自治体における日程分散型安全衛生研修を通じた取り組み事例　115

8　心の健康づくり計画におけるストレス対策による一次予防の重要性　118

参考資料
「職場環境改善のためのヒント集」と「仕事のストレス判定図」との対応一覧　121
ストレス対策一次予防のための職場環境改善のツールがダウンロードできる有用なウェブサイト　125

執筆者一覧　127

本書籍の一部は、平成21年度厚生労働科学研究費労働安全衛生総合研究事業「労働者のメンタルヘルス不調の第一次予防の浸透手法に関する調査研究」（H21-労働―一般-001、研究代表者　川上憲人）の成果を利用しています。

表紙デザイン・イラスト　㈱太平社

1 ストレス対策における職場環境改善の意義

　産業保健現場におけるストレス対策としての予防活動を整理すると**表1**のようになります。このうち、二次予防は、メンタルヘルス不調者を早期に発見し、必要に応じて適切に専門医療機関等に紹介・治療に結びつけること、三次予防は、休業に至ったメンタルヘルス不調者の復職にあたって、復職前評価と復職後のフォローを適切に行うことで、スムーズな職場復帰と再発防止に努めることを意味します。そして一次予防には、ストレス耐性を高めてメンタルヘルス不調の発症を未然防止するための適切な保健行動や健康増進に資する個人向けの活動と、ストレスのもととなる好ましくない職場環境等を改善していく組織的な活動が含まれます。二次・三次予防の必要性は論を待ちませんが、より根本的な対策につながる一次予防の効果的なすすめ方が模索されてきました。

　メンタルヘルス対策の対象となる職場環境には、物理環境、作業方法、労働時間、勤務形態、職場組織等、心の健康に影響を与える要因がすべて含まれます。1992年のILOの報告では、世界9カ国から合計19事例収集された職場メンタルヘルス対策の成功事例のうち、14事例が作業改善、組織の再構築等の職場環境の改善を通じた対策でした。これらの事例の検討からは、個人向けアプローチの効果が一時的、限定的になりやすいのに比べ、職場環境の改善を通じたアプローチがより持続的な効果をもたらすとされ、この後、メンタルヘルスを目的とした組織的な職場環境対策の科学的根拠は積み上げられています。

　職場環境改善の目標は、病気・行動といったものではなく、不調の原因となる環境や仕事の再デザインにおかれ、「職場環境改善のためのヒント集」（メンタルヘルスアクションチェックリスト、以下「ヒント集」という）を利用した従業員による活動では、労働者自らの実際の参加と、彼らが経験する成功体験から、セルフ・エフィカシー（自己効力感：自分に対する信頼感や有能感）やコントロール感が向上するとされています。さらに、自ら計画を立案し、改善を行っていくプロセスの中で、従業員間の公平・公正な感覚とサポートが醸成されることが期待され、このような機序によりストレス対策の効果が上がると考えられています。

表1　予防の水準と企業でのメンタルヘルス活動

予防の水準	企業でのメンタルヘルス活動の例
一次予防…メンタルヘルス不調の発症予防	セルフケアの支援・職場環境改善
二次予防…メンタルヘルス不調者の早期発見・早期治療	ストレスチェック・相談体制の確立
三次予防…職場復帰・再発予防	復職支援

「ヒント集」の科学的根拠

「ヒント集」を活用した職場環境改善により、メンタルヘルスの向上がみられることが、実証研究により明らかになっています。

大手製造業において、労働者参加型の職場環境改善活動が行われました。全員参加が可能と考えられたエンジニアリング・事務・研究開発の45部署が研究の対象となりました。このうち、9部署（労働者数321人）の長が職場環境改善プログラムへの参加を希望し、職場環境改善前後のストレス要因およびストレス反応の変化が、残る36部署（労働者数750人）と比較されました。その結果、ホワイトカラー女性において、技術の活用度、上司と同僚のサポート、心身の訴え、職務満足感が良好に変化したことが認められました。さらに詳しい解析によって、指標の改善の程度は、職場環境改善活動への労働者の参加率が50％以上の部署においてより顕著であることが認められ、改善活動に参加する従業員の割合が多いほど、メンタルヘルス向上の効果が高い可能性が示されました[1]。

もうひとつの研究では、製造業ラインに従事する従業員において「ヒント集」を用いた職場環境改善活動のメンタルヘルス向上効果が検討されました。11の製造ラインが無作為にふたつのグループに分けられました。職場環境改善群では、4Sをはじめとする多くの改善が行われました。生産活動が増加した研究期間中に、対照群において一般健康調査票（GHQ）得点が増悪していたのにもかかわらず、職場環境改善群では増悪することなく、また、自覚的な仕事のパフォーマンスも向上していました。このように仕事をやりにくくするようなストレス要因の改善が、生産性の向上にも寄与し得ることが示されています[2]。

同じような職場環境改善効果が、製造業・サービス業の分散職場や小規模事業場でも認められています[3]。職場でグループワークを行い、すぐできる改善策を話し合うことで、改善に取り組めることが確かめられています。改善効果やよかった点を報告しあう成果発表会、職場討議を支えるファシリテーターや産業保健スタッフの支援が有効でした。

参考文献

1) Kobayashi Y, Kaneyoshi A, Yokota A, Kawakami N. Effects of a worker participatory program for improving work environments on job stressors and mental health among workers: a controlled trial. J Occup Health. 2008;50:455-470.
2) Tsutsumi A, Nagami M, Yoshikawa T, Kogi K, Kawakami N. Participatory intervention for workplace improvements on mental health and job performance among blue-collar workers: a cluster randomized controlled trial. J Occup Environ Med. 2009;51:554-563.
3) 坂田知子, 石橋静香, 吉川徹, 堤明純, 小木和孝, 長見まき子, 織田進, 医療機関におけるメンタルヘルス対策に重点をおいた参加型職場環境改善. 労働科学. 2006；82(4)：192-200.

2 「職場環境改善のためのヒント集」の活用

1.「職場環境改善のためのヒント集」の特徴―グループ討議に最適

　「職場環境改善のためのヒント集」（メンタルヘルスアクションチェックリスト、以下「ヒント集」という）は、30項目のチェックポイントからなります。これらのチェックポイントは、職場で実施しやすい改善策をまとめてあり、現場ですぐ実施できるものを選んで提案していくことができるのが大きな特徴です。

　この「ヒント集」の作成に当たっては、日本全国から職場のメンタルヘルス向上やストレス対策のために実施されている職場環境改善の良好事例を収集し、6つの領域について効果的な改善策をまとめました。集められた事例は200例以上で、これらの良好事例を重要な対策40項目に整理した後、ドラフトした原案を現場で活用した経験を踏まえて30項目に絞られていますから、各項目とも現場で実際に取り上げやすい改善策です。また、それら個々の対策を提案するかどうかを聞いていく書式を採用しており、利用者が考えやすい記入方法になっています。

　また、本書では、2004年に開発された「ヒント集」を活用した経験に基づいて、それぞれのチェックポイントの進め方を新たに書き下ろしています。したがって、職場における「ヒント集」への記入結果などに基づいて、どのように職場環境を改善していくかの、大きなヒントが得られます。

　本書のもうひとつの大きな特徴は、「ヒント集」を用いてグループ討議する方式を推奨していることです。実際に、産業現場でこの改善策選定式の「ヒント集」を応用してグループ討議が活発に行われ、具体的なメンタルヘルス改善に至った例が多く報告されています。

　グループ討議方式で「ヒント集」を活用する利点として、次のような点があげられます。

① 合同でヒント集に記入し、その結果をグループ討議することにより、参加者の間でお互いの日常経験やさまざまな対策実施について交流することができます。

② 現場の現実的な問題解決につなげることができます。グループで身近な事例や対策を検討することにより、職場環境改善のための具体的なヒントが得られます。

③ 幅広くメンタルヘルス対策を検討するので、すぐ取り上げる改善策が見つけやすく、改善結果を報告し合う経験交流を推進できます。

　なお、この「ヒント集」は、職場環境などの良否判定や、点数化などによる職場のランク付けを目的とするものではありません。職場の人たちが参加して、仕事の負担・ストレスを減らして安心して働くための職場環境改善策をグループ討議していくことに利用するのが効果的です。

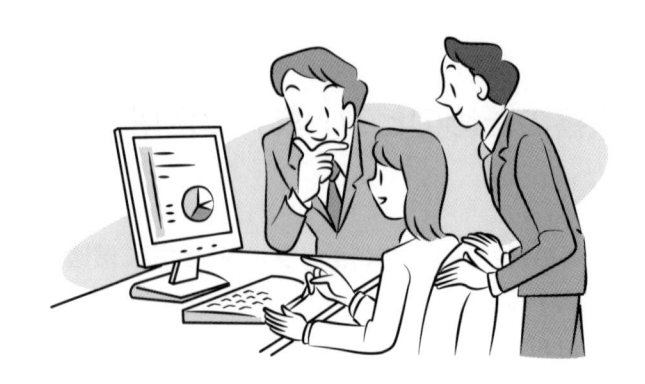

2. 現場で行いやすい改善アクション6つの領域

　全国のさまざまな職場のメンタルヘルス改善例を集めた経験から、次の6つの領域が、現場で行いやすいアクション領域としてまとめられています。

(A)	作業計画への参加と情報の共有	作業予定の話し合い、過大な作業量の調整、情報の周知
(B)	勤務時間と作業編成	恒常的残業の制限と休日確保、ピーク作業の調整、交替制など
(C)	円滑な作業手順	運搬・作業姿勢などの改善、反復作業の点検、作業ミス防止
(D)	作業場環境	温熱・音対策、有害物質対策、受動喫煙防止、休憩設備
(E)	職場内の相互支援	職場内の相談しやすさ、研修機会、災害への備え
(F)	安心できる職場のしくみ	訴えへの窓口、ストレス対処情報、緊急の心のケア

　このどの領域にも、職場で行われている改善策が多数報告されています。例えば、(A)では毎朝のミーティング、班単位の裁量権限の拡大、掲示板の活用など、(B)ではノー残業デー、休憩の確保、作業時間のスケジュール調整など、(C)では多段保管棚や台車の導入、ラベルや色分けの活用など、(D)では騒音源の隔離、分煙化、設備の整った休憩コーナーなどが含まれます。(E)では、管理職在室時間帯の設定、最低2名による同じ業務の担当、避難訓練など、(F)の例ではメンタルヘルス相談窓口枠の設置、定例スタッフ会議の活用などが挙げられています。職場で取り上げやすい改善策が多彩にあり、そうした改善策を積み重ねていくことで、メンタルヘルス向上に役立つことが確かめられます。

　また、職場環境の改善には、専門家の指導によるもの、従業員の自主活動によるもの、参加型研修を通じた提案にもとづくものなど、さまざまな取り組みがあります。産業保健スタッフが協力した職場内のミーティングを通じた事例も少なくありません。

　この「ヒント集」は、こうした6つの領域に同時に目配りすることに力点を置きます。

さらに、「ヒント集」を使ってすぐにグループ討議に移ることができる活用方法がよいようです。この「ヒント集」の応用では、職場内の実施可能な改善策を検討・提案していく手段として、参加者の大部分が満足していたことが報告されています。これらの事例の代表的なものは、本書の103ページから117ページにまとめられています。「ヒント集」を活用してメンタルヘルス一次予防のための職場環境改善に取り組んだ職場では、グループ討議とグループ発表を行う方法には9割近くの参加者が参考になったと回答しています。

このように、幅広く実施可能策を取り上げた「職場環境改善のためのヒント集」は、いわば、職場でメンタルヘルス対策を行ううえでの有効な対策のアイデアをだしやすくするツールになっています。さまざまな場面での活用が期待できます。

3 「職場環境改善のためのヒント集」のチェックポイント30の解説

A 作業計画への参加と情報の共有

メンタルヘルス改善に役立つ点

　他の人たちが何をして、何を考えているか、そしてどのようにお互いに協力し合えるのかを人々が知っている時、仕事はずっとよくはかどります。作業に関する情報の不足や、仕事のすすめ方を知らないと、作業の遅れ、製品の品質の低下、さらにはしばしばミスや災害さえももたらします。これらは心理的にも大きな負担となり、大きなストレスがかかることになります。

　また、割り当てられた作業が忙しいと、他の人から孤立して、作業全体のながれの妨げになります。そこで、お互いの作業を支援し合えるように話し合いの具体的な機会を作って、毎日の作業に組み込むことが必要です。

　短時間のミーティングでも労働者が集まり話し合って作業量の調整を行うことで、企業の生産性の向上や労働者の作業のしやすさにとって重要なアイデアを検討できるようになるでしょう。作業計画作成への参加と情報の共有を進めることで、労働者個人の能力を最大限に発揮できるようになり、働きやすい職場づくりにおおいに役立ちます。

現場で取り組む改善案

1．作業の分担や日程についての計画作成に、労働者と管理監督者が参加する機会を設けます。
2．具体的なすすめ方や作業順序について、少人数単位または作業担当者ごとに決定できる範囲を増やしたり再調整したりします。
3．特定のチーム、または特定の個人当たりの作業量が過大になる場合があるかどうかを点検して、必要な改善を行います。
4．分担範囲の拡大や多能化などにより、単調な作業ではなく、個人の技量を生かした達成感が得られる作業にします。
5．作業目標や手順が各人に伝わり、チーム作業が円滑に行われるように、朝の短時間ミーティングなどの情報交換の場を設け、必要な情報が職場の全体に正しく伝わり共有できるようにします。

チェックポイント1
作業の日程作成に参加する手順を定めます

なぜ大切か（対策の意義）
　日々の仕事は、やみくもに労働者個人にまかされて進められているわけではありません。それぞれの職場における作業、すなわち工場の製品をつくる手順やサービスの提供方法は、企業の生産計画や業務目的に従って、計画的にすすめられています。

　企業における一連の業務計画のなかでは、それぞれの労働者が個々の作業の目的や手順、業務に関する必要な情報を十分理解して、仕事に取り組む必要があります。こうすることで、作業に関する疎外感を少なくし、だれが何を担当して現在の仕事が行われているか理解することができ、個人の能力を最大限発揮することができます。

　管理監督者が仕事を理解していても、現場の労働者がその作業の目的や、1日、週ごと、月ごとの計画を知らずに業務を行えば、管理監督者と現場労働者の作業に関する情報の齟齬を生じてしまいます。したがって、職場の管理監督者、労働者が全体の計画を理解したうえで、仕事に取り組むことが重要です。

どのように取り組むか（改善の具体的方法）
☐朝の短時間ミーティングにすべての労働者が参加して、1日の作業計画をお互いに知らせ合い、わからないことは聞き合える時間を持ちます。

☐生産現場などでは各職場単位でツールボックスミーティングなどを活用します。

☐定期的に作業計画の見直しの機会を設けることで、お互いの作業の進捗を確認し、それぞれの役割分担を理解します。

☐各部門のメンバーや作業チームが、ときどきミーティングの機会を持てるようして、職場全体の作業手順を見直します。

☐年次有給休暇や休みの取得の見通しをお互いに知らせ合い、業務計画の実施にあたってバランスをとることができるよう、作業計画をたてます。

追加のヒント
〇1日ごと、週ごとの月ごとの各職場の業務計画スケジュールを作成します。

〇作業の進捗を管理するための時間計画と担当割が記載された手順書や業務計画書を作成します。

A　作業計画への参加と情報の共有

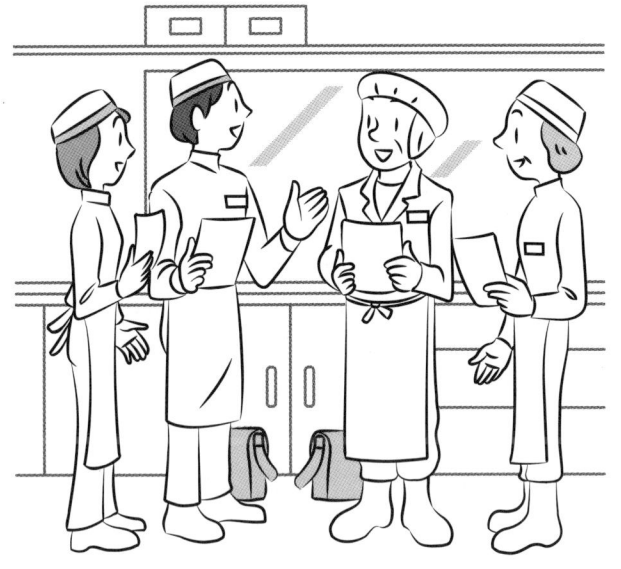

アクション1－1
生産現場などでは、各職場単位でツールボックスミーティングなどを活用します。

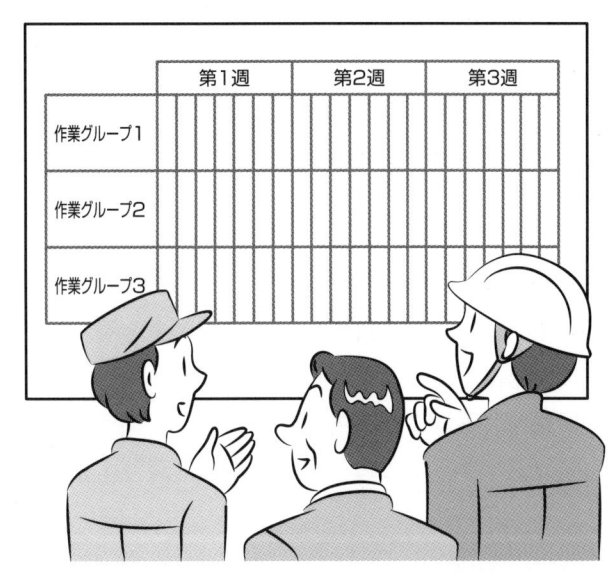

アクション1－2
各部門のメンバーや作業チームが、ときどきミーティングの機会を持てるようして、職場全体の作業手順を見直します。

改善ポイントサマリー

作業の分担や日程についての計画作成に、労働者と管理監督者が参加する機会を設けます。

チェックポイント2
少人数単位の裁量範囲を増やします

なぜ大切か（対策の意義）
　少人数単位の裁量範囲を増やすことは3つの点から重要です。ひとつは、自らの仕事について裁量権のないことが、いろいろな病気を引き起こすストレス要因であることがわかっています。労働者の責任の及ぶ範囲で、労働者が仕事の決定権を持つ、小さなことなら決裁権を持つなどの裁量権を広げていくことは、そういった仕事のストレスを減らすことに役立ちます。

　ふたつめは、裁量権を持つ人（上司）のカバーする範囲の問題です。気を配らなければならない範囲が広すぎたり、上司が不在だったりするときに、物事や段取りが決まらないと仕事が滞ってしまいます。このような状況は、仕事の遅れや、それを補うために発生する長時間労働につながり、仕事のストレスを増加させます。サブリーダーやラインに近い労働者に裁量を任せることで、仕事がスムーズに運ぶ可能性があります。

　また、部下の側からすると、裁量権を持つリーダーへのアクセスがよくなり、上司の支援を受けやすくなるというメリットがあります。

どのように取り組むか（改善の具体的方法）
□仕事のやり方を上司だけで決めず、担当者を含めたミーティングで決めるようにします。
□作業全体を見渡して、小グループないし単位部署ごとに任せてよい範囲を設定します。
□トラブルに細かく対応できるように小グループごとにサブリーダーを任命して権限を移譲します。

追加のヒント
○必ずしもリーダー格の担当を増やさずとも、作業の進行や課題を定期的に報告できる時間を確保することも有用です。
○同様の改善は、作業場が分かれているような場合にも応用できます。
○プロジェクトごとに、裁量範囲を再調整することも可能です。

A 作業計画への参加と情報の共有

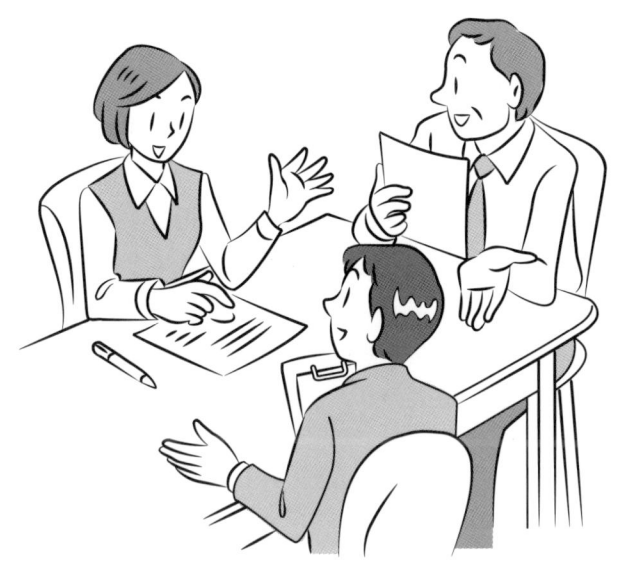

アクション2－1
作業全体を見渡して、小グループないし単位部署ごとに任せてよい範囲を設定します。

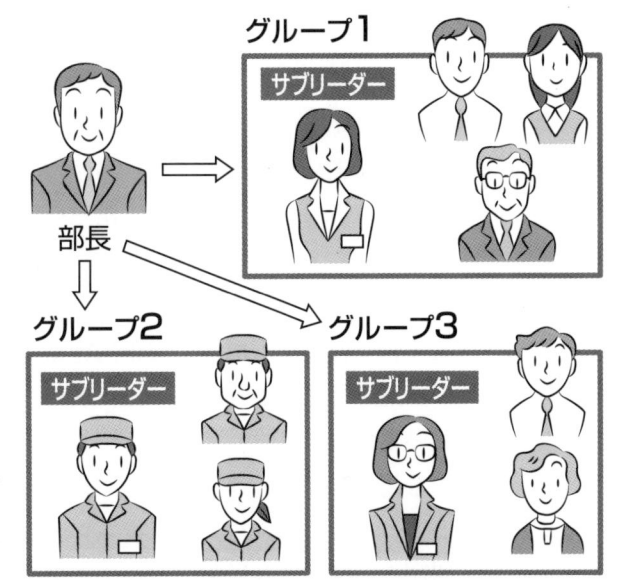

アクション2－2
トラブルに細かく対応できるように小グループごとにサブリーダーを任命して権限を移譲します。

改善ポイントサマリー

> 具体的なすすめ方や作業順序について、少人数単位または作業担当者ごとに決定できる範囲を増やしたり再調整したりします。

チェックポイント3
個人当たりの過大な作業量があれば見直します

なぜ大切か（対策の意義）
　部署内における作業量の偏りは、作業が偏っている個人の負荷の増大として健康リスクを増悪させるとともに、職場における不公平感の温床となります。

　特定の労働者やチームに過大な作業量がかかると、一時的にはその作業をすすめられるかもしれませんが、作業の全体のバランスが崩れるだけでなく、個々の労働者へ過度の心身の負担をかけることになります。「複数名で担当していた業務を1人で担当するようになる」など、仕事の責任や困難性が増加する状況は、心理的負荷のかかる仕事上の出来事として、労働災害認定の判断指針にも挙げられています。

　組織が公平・公正に運営されないことも、職場のメンタルヘルスの危険因子であることがわかってきています。作業量の適切な平準化は、個人のリスク増加を予防するとともに、職場内の公平感を高めることに寄与します。

どのように取り組むか（改善の具体的方法）
☐ 定期的なミーティングの中で、各自が担当している仕事の数や進行状況を報告しあって、仕事量を調整します。
☐ 作業量に偏りがある場合は、作業の棚卸しと再分配を行います。
☐ 大型の掲示板やホワイトボードを利用して、だれがどの作業をやっているか、「みえる化」を行い、適切な業務配分を心がけます。
☐ 業務に必要な時間や労力をあらかじめ算出し、適切な人員配置計画を実施します。

追加のヒント
○ 作業の「みえる化」により、同僚の業務内容やその負担がわかり、コミュニケーションが増え共通の話題が持てるようになった、職場が以前よりも明るくなった、という事例も報告されています。
○ 作業の「みえる化」は作業の進捗管理と並行して行うと、一石二鳥です。作業の遅れの原因や、労働者の不調の早期発見にも役立ちます。
○ とくに繁忙期は、対応に慣れた個人に作業が集中しやすいので、平時から作業量を簡単に確認できるようにして、作業が過度に集中しないようにします。
○ 現有の人員の限界を常に認識しておき、必要に応じて、人員増や業務のローテーションを取り入れます。

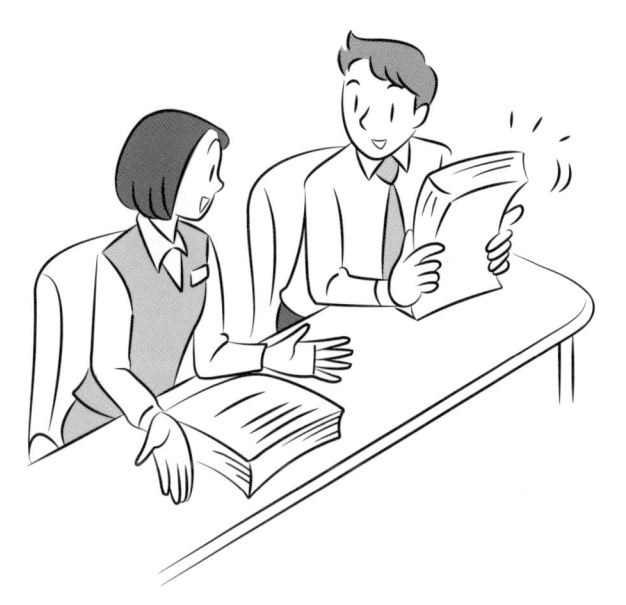

A　作業計画への参加と情報の共有

アクション3−1
定期的なミーティングの中で、各自が担当している仕事の数や進行状況を報告しあって、仕事量を調整します。

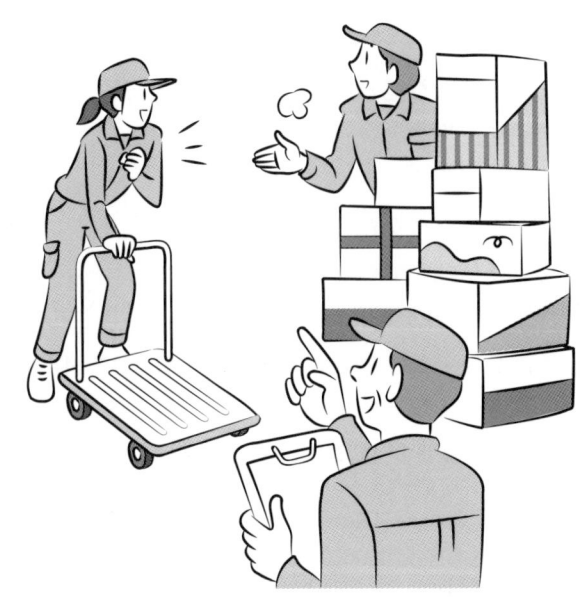

アクション3−2
とくに繁忙期は、対応に慣れた個人に作業が集中しやすいので、平時から作業量を簡単に確認できるようにして、作業が過度に集中しないようにします。

改善ポイントサマリー

特定のチーム、または特定の個人当たりの作業量が過大になる場合があるかどうかを点検して、必要な改善を行います。

チェックポイント 4
各自の分担作業を達成感あるものにします

なぜ大切か（対策の意義）
　仕事のきつさに見合った仕事の自由度や、やりがいがあることは、好ましい仕事の特徴のひとつです。

　労働者個人それぞれには大きな潜在能力があります。1 人の労働者ができる仕事の内容や能力を向上させることで、仕事を分担できるようになり、休日の業務や突発的な業務へも複数の労働者で対応できるようになります。個人の技量を生かして作業をすることもできます。

　自分の行った仕事や分担作業が上司や同僚から評価されれば、その作業を行った達成感を得ることができ、仕事への自信がつきます。これは、次の新しい仕事への意欲を向上させ、仕事へのやりがいが生まれます。そうすることで、仕事に関連したストレスは少なくなります。

　また、単位作業を明確にして、単位作業ごとにその成果が確かめられるようにします。小さくとも確実な成果が残ることは、振り返ると大きな成果につながります。これは、仕事へのコミットメントを向上させ、仕事のやりがいを向上させます。

どのように取り組むか（改善の具体的方法）
☐ 定期的な作業のローテーションを検討し、複数の作業課題（業務）が行えるようにします。
☐ ミーティングなどの機会を通じて、事業場の活動全体の中での、各自の業務の位置づけを常に認識しておけるようにします。
☐ 作業の業務内容と作業の目的をはっきりさせて、連続作業を作業単位に区分します。
☐ 単調な作業と、複雑な作業を組み合わせ、作業のリズムづくりをすすめます。
☐ 労働者へ、教育・研修、資格取得機会を提供します。
☐ 各自の作業・業務による成果を、同僚や職場内で互いに認め合えるような機会を設けます。

追加のヒント
○ 技能向上のための研修等の機会を、十分に提供できる体制を整えます。
○ 仕事で優秀な成績、成果を残した労働者を表彰します。
○ 各労働者がどのような能力を持っているか、あらかじめ調べ、能力に見合った仕事を選べるようにし、個人の能力を最大限活用できるようにします。

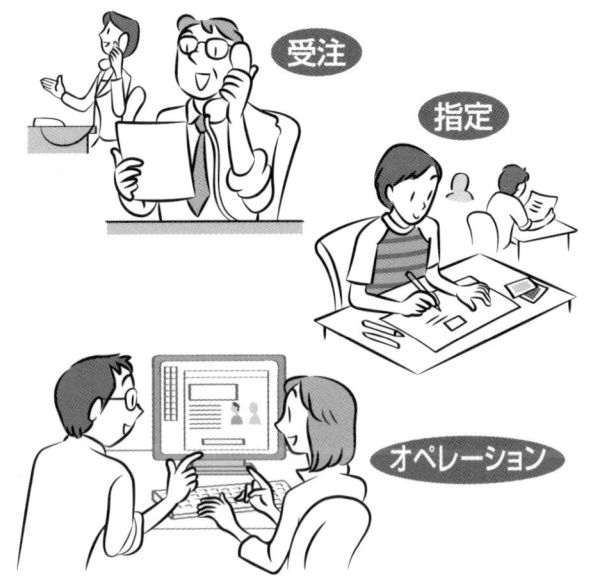

A　作業計画への参加と情報の共有

アクション４−１
単位作業を明確にして、単位作業ごとにその成果が確かめられるようにします。

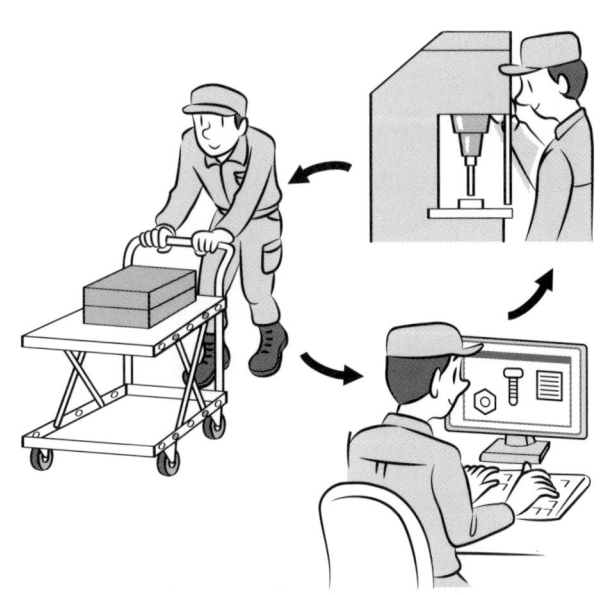

アクション４−２
単調な作業と複雑な作業を組み合わせ、作業のリズムづくりを進めます。

改善ポイントサマリー

分担範囲の拡大や多能化などにより、単調な作業ではなく、個人の技量を生かした達成感が得られる作業にします。

チェックポイント5
必要な情報が全員に正しく伝わるようにします

なぜ大切か（対策の意義）
　必要な情報や説明が十分に提供されること、先の見通しが与えられることは、メンタルヘルスに好ましい職場環境の要因とされています。

　作業の遂行に当たって、事業全体における位置づけなど、作業に関する情報をあらかじめ知っておくことができれば、計画の変更があった際にも迅速に対応することが可能となります。

　逆に、事業場あるいは部課内の横の連携が薄いと、同一作業を各担当が行うなどの無駄な作業が多くなったり、各担当者の孤立感が深まったりします。職場で共有されるべき情報が全員に正しく伝わることで、疎外感をなくし、ストレスの少ない職場づくりに役立ちます。

　労働者の健康や安全に関わる情報も、緊急性を伴うことがあり、必要十分な適切なタイミングで周知される仕組みづくりが求められます。

どのように取り組むか（改善の具体的方法）
☐朝の短時間ミーティングで情報交換をするようにします。
☐職場単位でインターネットを活用した掲示板を作り、管理職の得た情報の多くを労働者にも提供するようにします。
☐職場の上司や同僚が、今日・今週はどのような仕事分担になっていて、出張などがあるかないかなどがわかるようなボードを作成します。
☐仕事の作業手順や、危険情報について、職場の見やすい場所に掲示します。
☐各作業や仕事内容が、その作業に関連した労働者に伝わるように、ニュースレターや社内報、院内ニュースなどを作ります。

追加のヒント
○仕事に必要な情報は、見やすい場所を定めて、定期的に全員に見てもらうように周知します。
○重要な情報や臨時のお知らせは、個別の配信方法も検討しておきます。労働者が常に利用しているものを媒体に利用します（メールボックスやロッカーなど）。
○災害時など、万が一の時に備えて、緊急連絡網を整備しておくとよいでしょう。

氏名	行先	○月○日（○）備考
小山田	配送	大阪
金　子	出張	北海道
山　根	棚おろし	第2倉庫
秋　山	休み	

アクション5－1
職場の上司や同僚は、今日、今週どのような仕事分担になっていて、出張などがあるかないかなどがわかるようなボードを作成します。

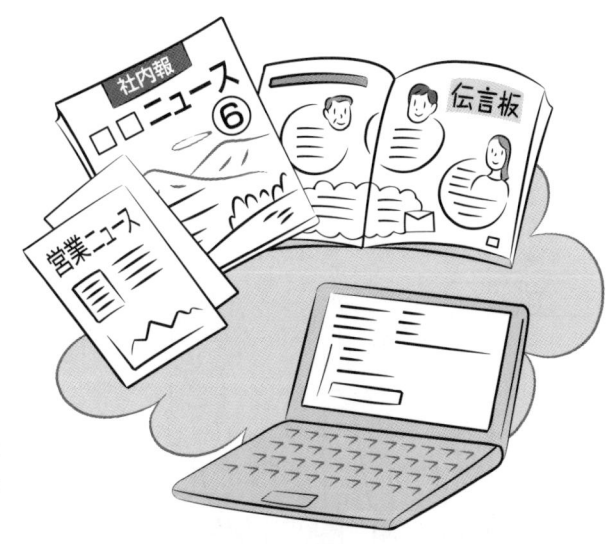

アクション5－2
各作業や仕事内容が、その作業に関連した労働者に伝わるように、ニュースレターや社内報、院内ニュースなどを作ります。

改善ポイントサマリー

> 作業目標や手順が各人に伝わり、チーム作業が円滑に行われるように、朝の短時間ミーティングなどの情報交換の場を設け、必要な情報が職場の全員に正しく伝わり共有できるようにします。

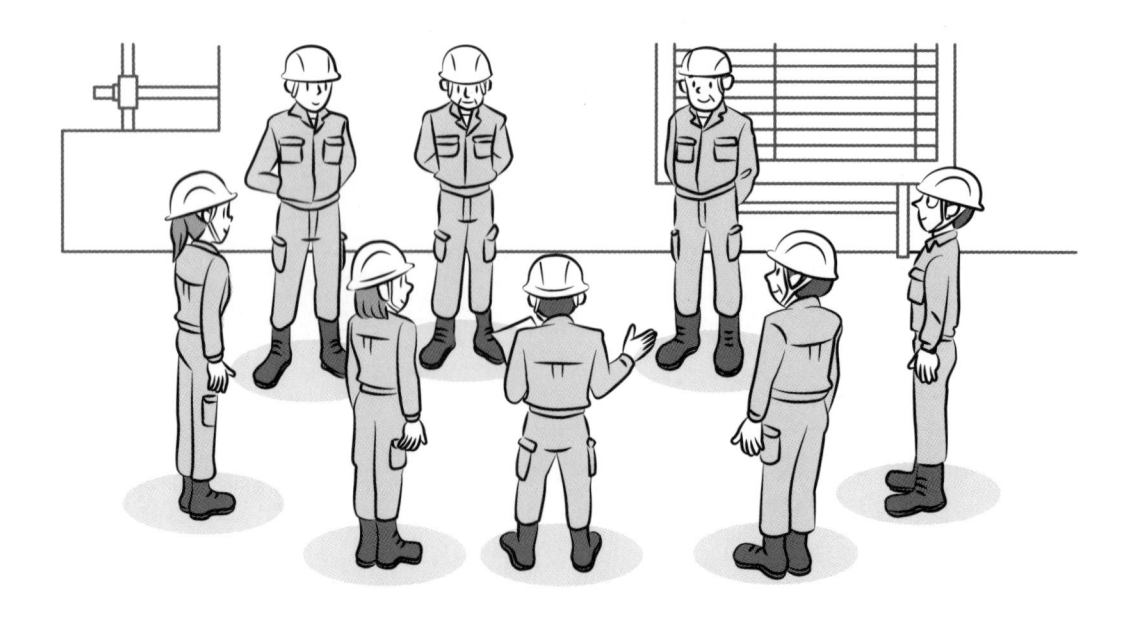

B 勤務時間と作業編成

メンタルヘルス改善に役立つ点
　仕事の量的負担や求められる速さなど、いわゆる仕事の要求度を適切な状態に保つための対応を行うことは、メンタルヘルス対策の重要なポイントです。残業が当たり前であったり、代休も取りにくく、休日・休暇が十分に取れない、などの状況が続くと、ストレス反応が発生しやすくなります。そしてストレス反応が作業効率の低下などを招き、ますます生産性を下げることになってしまいます。このような状況を避けるためには、作業編成の見直し等により、仕事の要求度に適切に対処しやすい環境を整えることが必要です。

　また、繁忙期や交替制の勤務など、心身に負担がかかる時期や作業内容については、メンタルヘルスの悪化や事故の可能性が高まるので十分に留意しておきます。平素から課題点を把握し、その備えをしておくことが大切です。

現場で取り組む改善案
6．1日、1週、1カ月単位ごとの労働時間に目標値を設け、ノー残業デーなどを運用することで、長時間労働が当たり前であるような状態を避けるようにします。
7．繁忙期やピーク時などの特定時期に個人やチームに作業が集中せず、作業の負荷や配分を公平に扱えるように、人員の見直しや業務量の調整を行います。
8．定めた休日日数がきちんと取れ、年次有給休暇やリフレッシュ休暇などが計画的に、また必要に応じて取れるようにします。
9．勤務体制を見直して、十分な休養時間が確保でき、深夜・早朝勤務や不規則勤務による過重負担を避けるようにします。
10．個人の生活条件やニーズに応じて、チーム編成や勤務条件などが柔軟に調整できるようにします。

チェックポイント6
労働時間の目標値を定め、残業の恒常化をなくします

なぜ大切か（対策の意義）

　日常業務において、複数の作業が重なり、労働時間が長くなってしまうという状況はよく起こることです。特に日本では、先進諸外国と比較しても労働時間が長く、所定外労働（残業）が日常化している職場も少なくないようです。しかし、長時間労働は必ずしも生産性を向上させるものではありません。むしろ、労働時間の目標値を定め、その時間内に業務を終わらせるよう工夫することができれば、1人当たりの生産性は向上します。

　また、長時間労働が恒常化すれば、心身の健康障害にかかるリスクが上昇することが指摘されています。労働安全衛生法令により、月に100時間以上の残業をした者、または2ないし6カ月間、月に平均80時間以上の残業をした者に対して、事業主は医師による面接を受けさせるよう求められているように、長時間労働と健康障害の関連は密接なものなのです。

　一人ひとりが業務の時間配分に気をつけ、不必要な長時間労働を避けることも大切ですが、職場の雰囲気により残業が恒常化しやすいようであれば、人事労務管理担当者や管理監督者が率先してそのような風土を変えていく必要があります。

どのように取り組むか（改善の具体的方法）

☐ 不要な残業を続けないよう、企業の方針を明示し、管理監督者に指導を行います。
☐ 1月45時間以上の残業者をチェックし産業保健スタッフによる面接を行います。また、必要な場合は産業医による面接および管理監督者への指導を行い、業務内容・分担の見直しなどの対応を図るよう促します。
☐ 残業が恒常化しないように、作業の到達目標と進捗を確認し、日・週・月ごとに労働時間の目標値を設定します。
☐ 曜日などでノー残業デーを設定し、一斉に帰る日を設け、それを前提に業務スケジュールを組みます。

追加のヒント

○ ノー残業デーを形骸化させないために、朝礼や終礼の機会に定時で帰ることを確認し、残業が必要な場合は前もって申告するなどのルールを設けます。
○ 会社単位でノー残業デーを設定することが可能であれば、全社の年間カレンダーに定時退社日を盛り込みます。
○ 終業時間に退社準備を促すよう短く音楽を流します。一度消灯することも、終業時間を知らせる目的で有効です。

アクション6－1
残業が恒常化しないように、作業の到達目標と進捗を確認し、日・週・月ごとに労働時間の目標値を設定します。

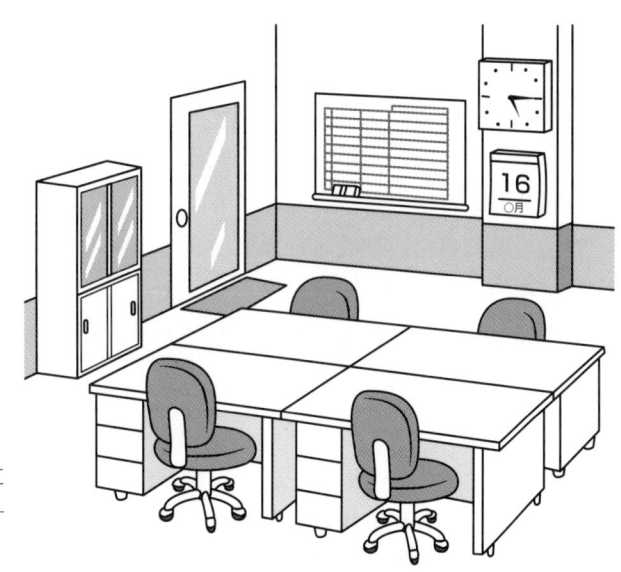

アクション6－2
曜日などでノー残業デーを設定し、一斉に帰る日を設け、それを前提に業務スケジュールを組みます。

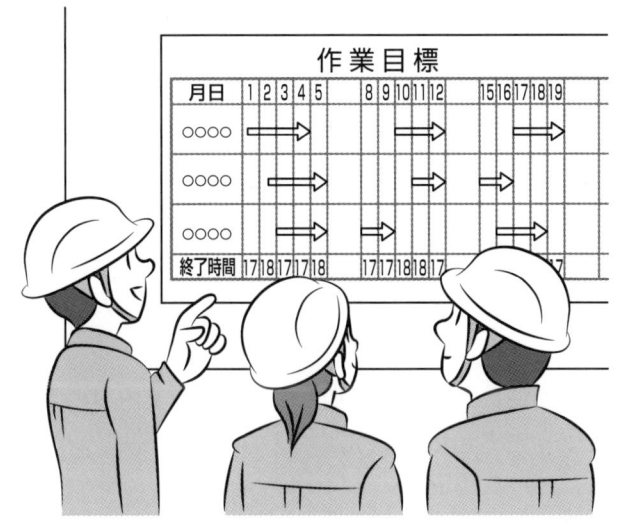

改善ポイントサマリー

ノー残業デーなどを運用し、長時間労働が当然であるような状態を避けるようにします。

チェックポイント 7
繁忙期やピーク時の作業方法を改善します

なぜ大切か（対策の意義）
　繁忙期やピーク時には、どうしても慣れた方法で作業対処しやすく、作業中に改善点を考える余裕はありません。しかし、繁忙期が過ぎても、その作業方法の改善に手をつけられないことは多々あります。もし非効率な手順や無駄な作業があるようであれば、後々の効率化のために、繁忙期やピーク時の作業方法の改善点を検討する時間が必要です。

　また、繁忙期には、対応に慣れた個人やチームに作業が集中しやすくなります。作業のピークの山が大きく、時間的な切迫感の大きい仕事は、個人の心身の負担になりますし、職場への不満の元にもなります。さらに、このような状態は、負荷の偏る個人やチームに不測の事態が生じた時に、組織がカバーできないなどのリスクが高く、その側面からも早急に改善する意義があります。

　繁忙期やピーク時の作業に関しては、定期的に人員の見直しや作業量・作業内容の調整を行い、作業の負荷や配分を公平に行うよう工夫しましょう。

どのように取り組むか（改善の具体的方法）
□繁忙期やピーク時の作業方法を見直し、手順の無駄や非効率な点を改善します。
□作業分担に偏りが生じる場合は、作業の棚卸しと再分配を行います。
□他部門との業務のやり取りで効率化できる部分を検討し、業務分担を明確にします。
□トラブル発生時の対応の方針を明確にし、特定の個人が対応するのではなく、組織的に情報共有と対応を行うようルール化します。
□製造現場では、設備改善、操業改善を進め、トラブルを減らす対策を講じます。
□繁忙期の処理をできる人が偏らないよう、業務のローテーションを行います。
□繁忙期やピーク時に人手がどうしても足りないときは、応援の要請や人員増を検討します。

追加のヒント
○繁忙期の役割分担と指揮命令系をあらかじめ明確にしておき、役割分担表を作成します。
○お互いの仕事内容や状況を普段から把握することができるよう、週単位で、個人で抱えている仕事量をホワイトボードに書き出します。

B　勤務時間と作業編成

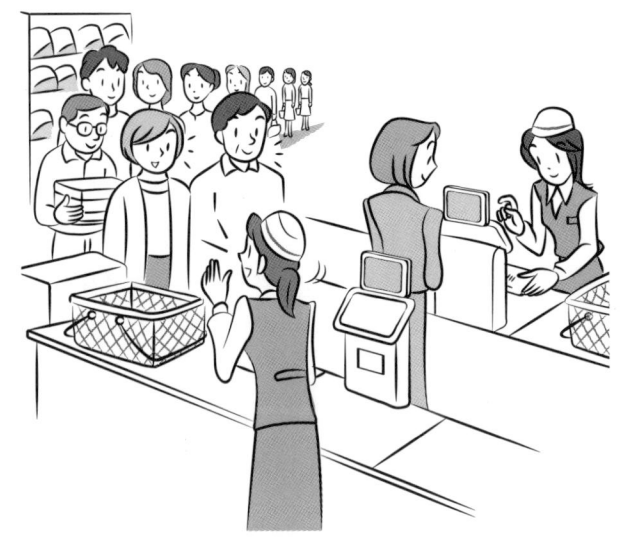

アクション7－1
繁忙期やピーク時の作業方法を見直し、手順の無駄や非効率な点を改善します。

アクション7－2
トラブル発生時の対応の方針を明確にし、特定の個人が対応するのではなく、組織的に情報共有と対応を行うようルール化します。

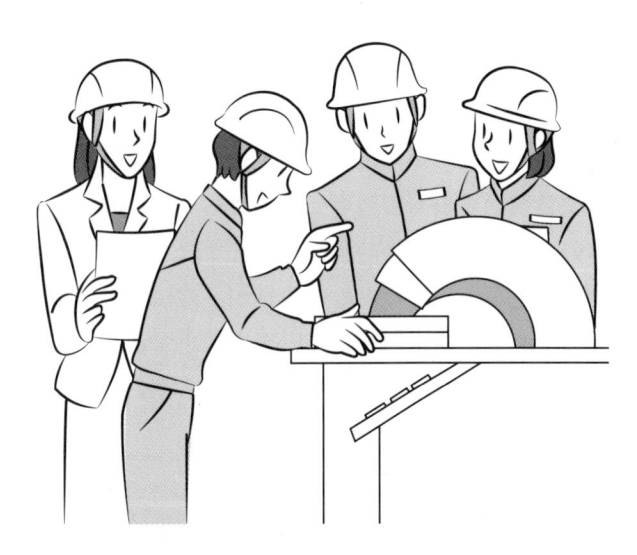

改善ポイントサマリー

繁忙期などに作業負担が公平になるよう、人員の見直しや業務調整を行います。

チェックポイント8
休日・休暇が十分取れるようにします

なぜ大切か（対策の意義）
　社内制度として年次有給休暇やリフレッシュ休暇が設定されていても、忙しい職場ではなかなか思うように取得できないことも多いのではないでしょうか。また、週に1日という最低限の休日の取得すらままならない職場もあるかもしれません。休日や休暇が十分に取れないという問題は、個人の割り切りやルール化だけでは解決できないことが多く、組織的な対応を講じる必要があります。その背景には急な作業量の増加、人員不足、休まず働くことをよしとする風土、職場内の連携不足など、さまざまな要因が絡む可能性があります。人事労務管理担当者や産業保健スタッフ、管理監督者は、労働者が休日や休暇をきちんと取得できるよう促すことはもちろん、職場に休日を取得しにくい要因がないか、よく検討する必要があります。
　また、急に休みが必要となった時にもスムーズに休暇が取れるよう、ふだんから周囲の人がカバーできるような業務分担や作業進捗状況の確認などを行っておくことが大切です。

どのように取り組むか（改善の具体的方法）
☐職場単位で休暇の取得計画を決め、その計画に合わせて仕事のスケジュールを組むようにします。
☐個々人の休暇計画が周囲の人にもわかるように休暇取得計画表などを作成し、期限を決めて記入を促し、共有します。
☐休日が取れなかった際は、代休をきちんととるよう促します。
☐交替制勤務のある職場では、ローテーションを工夫するなどして、できるだけ皆の負担の少ない休暇取得計画を立てます。
☐仕事量が多すぎるために休日がとりにくい場合は、職場内または他部門間での作業分担の見直しや他部門からの応援要請をするなどの対応をとります。

追加のヒント
○職場のメンバーが休日を取得しやすくするためには、管理監督者が率先して休日を取ることが大切です。
○四半期ごとに年次有給休暇やリフレッシュ休暇の取得目標を定め、毎月のミーティングの場などで進捗を確認します。
○休暇中の人の仕事が滞らないよう、代替者、共同分担者にもわかるよう申し送りノートなどを活用します。

アクション 8 − 1
職場単位で休暇の取得計画を決め、その計画に合わせて仕事のスケジュールを組むようにします。

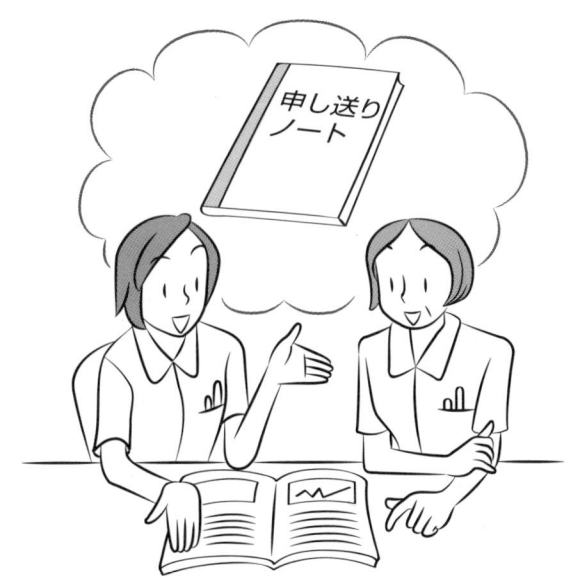

アクション 8 − 2
休暇中の人の仕事が滞らないよう、代替者、共同分担者にもわかるよう、申し送りノートなどを活用します。

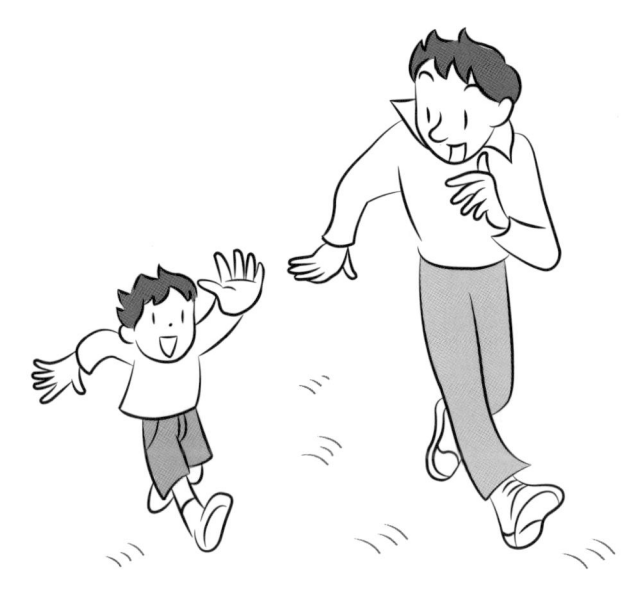

改善ポイントサマリー

定めた休日や有給休暇が計画的に、また必要に応じて取れるようにします。

チェックポイント9
勤務体制、交替制を改善します

なぜ大切か（対策の意義）
　深夜・早朝勤務や不規則勤務はそれ自体が働く人の心身に負担となります。その負担を軽減するため、深夜・早朝勤務や不規則勤務を減らし、十分な休養時間の確保や勤務体制の見直しなどを検討する必要があります。

　しかし、製造現場では経営環境の変化に伴う急な増産や減産に対応して、現場の作業負担を一時的な調整弁として機能させる必要が生じたり、医療機関などでは慢性的な人手不足で不規則勤務をせざるを得ない状況が多く見られます。デスクワーク従事者やみなし労働従事者においても、十分な休憩時間の確保や不規則な勤務の改善がなおざりにされ、心身の負担が蓄積するケースがあります。

　産業保健スタッフ、人事労務管理担当者、管理監督者は、連携して柔軟に勤務体制を見直し、労働者の過重な負担を軽減するための措置を講じることが重要です。

どのように取り組むか（改善の具体的方法）
□深夜勤務など負担の大きい勤務を減らし、変則勤務が必要な場合は、作業の合間に十分な休憩を確保します。
□交替制勤務では、勤務と勤務の間に自宅での休養時間を十分取れるように勤務割を工夫します。
□待機時間には十分な休養が取れるような設備を準備します。
□休憩をきちんと取れない雰囲気があれば、休憩時間は作業場を消灯するなどの対応を講じます。
□休憩場所が喫煙ルームになり、非喫煙者が休憩するためのスペースがないような場合は、皆が使いやすい休憩スペースを作るようにします。
□作業中に適度な休憩が取れるよう、1日のスケジュールの中に休憩時間も考慮に入れ、仕事にメリハリをつけるよう計画します。
□社内制度としてフレックス制を取り入れている場合、フレックス制が有効に活用されているかを確認し、必要時に活用できるよう促します。

追加のヒント
○休憩時間のタイミングをつくるため、午前と午後に1回ずつコーヒーブレイクの時間を設けるなど、職場のルールとして休憩時間を設定します。
○二交替、三交替など夜勤スケジュールを決める際には、労働者の意見を十分に反映させます。年齢や生活環境を考慮した柔軟な勤務体制にします。

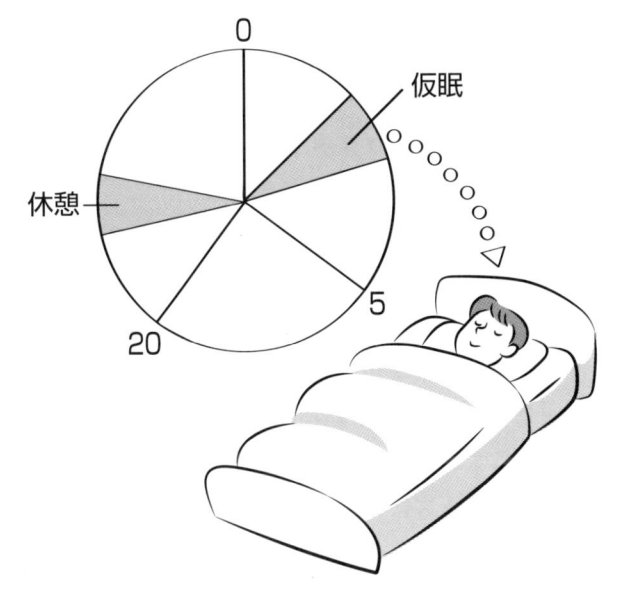

B 勤務時間と作業編成

アクション 9 – 1
深夜勤務など負担の大きい勤務を減らし、変則勤務が必要な場合は、作業の合間に十分な休憩を確保します。

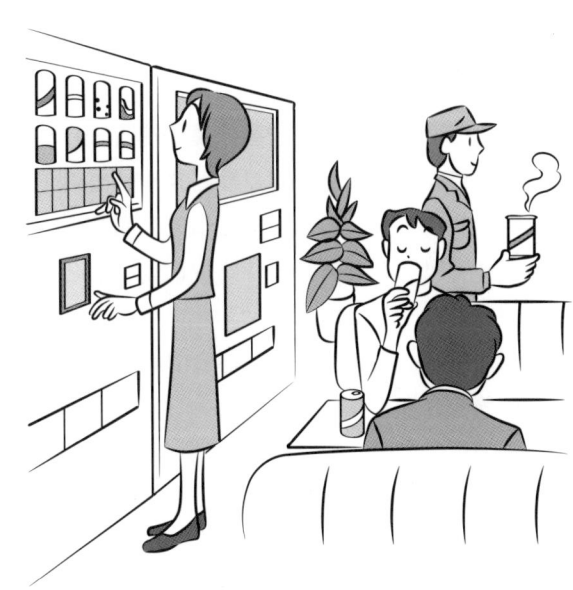

アクション 9 – 2
作業中に適度な休憩が取れるよう、1日のスケジュールの中に休憩時間も考慮に入れ、仕事にメリハリをつけるよう計画します。

改善ポイントサマリー

勤務体制や交替制を改善し、過重な労働負担を避けるようにします。

チェックポイント 10
個人の生活条件に合わせて勤務調整ができるようにします

なぜ大切か（対策の意義）

　昨今、働く私たちの雇用・就労形態や仕事のニーズは多様化しています。正規・非正規雇用労働者、パート・アルバイトなどの雇用形態の多様化も進んでいますし、働きながらの子育てやPTAへの参加、ボランティア活動など、ライフスタイルに合わせた就業環境の調整を求める声も高まっています。

　また、少子・高齢化により高年齢労働者や女性労働者に対するニーズも高まっています。女性労働者が、勤務調整が難しいために仕事か家庭かの選択に迫られ、退職せざるを得ないケースは、企業と社会にとって大きな損失といえます。仕事と家庭の両立支援は、女性労働者を活用するうえでますます重要な課題となっています。

　こうした多様なニーズにこたえて、企業としても時間短縮勤務、ワークシェアリング、自宅就労などのさまざまな雇用・就労形態を整備する動きが増えています。しかしながら、社内制度が整備されていても、職場の中で多様なニーズに対応しにくい雰囲気がある場合、人間関係に軋轢を生じる、仕事が滞るなどの恐れから、活用が進まないという問題が指摘されています。各職場の実態と個人の生活条件を考慮し、皆が働きやすい職場環境にするよう工夫することが大切です。

どのように取り組むか（改善の具体的方法）

□教育研修などによる時間短縮勤務や外出の予定を書き込む予定表を作ります。
□勤務調整が必要な場合の申し出先、調整のルールをあらかじめ決めておき、周知します。
□介護や育児などで当面の時間短縮勤務が必要な場合は、チーム編成を変えたり業務分担を調整したりします。
□急用が生じた場合や個人の都合で勤務調整がしやすいよう、日常的に職場でスケジュール調整し合うようにします。
□個人の都合を伝えやすいよう、ふだんから上司が部下の仕事以外の面も気にかけ、コミュニケーションをとる機会をつくります。
□業務時間の調整がスムーズにできるよう、計画的に技能伝承や情報共有を進めておきます。

追加のヒント

○支障のない範囲で、私生活を含む個人スケジュールを、職場共有のスケジュールボードに、数カ月先まで記入するように取り決めます。
○育児、介護、産休制度などが、法律に従った制度となっているか、就業規則の見直しをします。

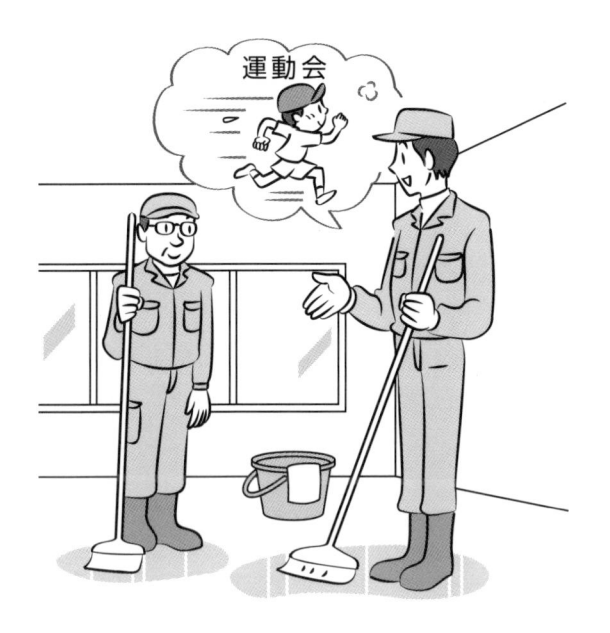

アクション10－1

個人の都合を伝えやすいよう、ふだんから上司が部下の仕事以外の面も気にかけ、コミュニケーションをとる機会をつくります。

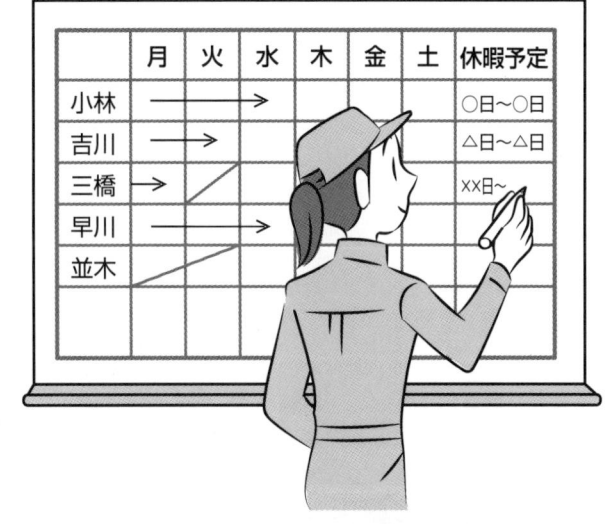

アクション10－2

支障のない範囲で、休暇取得等を含む個人スケジュールを、職場共有のスケジュールボードに、数カ月先まで記入するように取り決めます。

改善ポイントサマリー

個人の生活やニーズに応じてチーム編成や勤務調整ができるようにします。

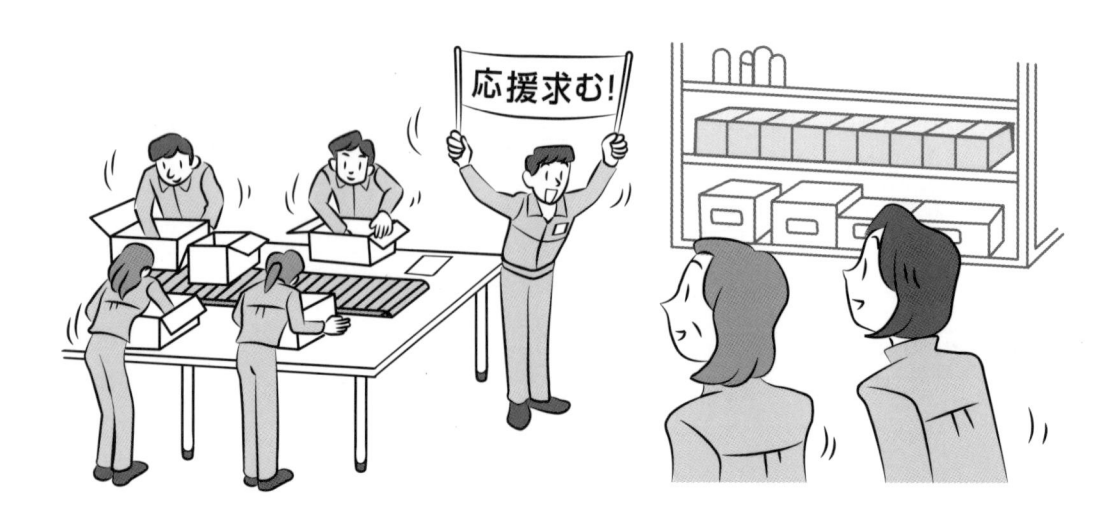

C　円滑な作業手順

メンタルヘルス改善に役立つ点
　心身の負担なく、仕事や作業を円滑にすすめることができれば、それぞれの仕事の目標への到達は早く、仕事にも満足することができます。
　円滑な手順で作業をすすめるためには、物品と資材の取り扱い方法を改善し、個人ごとの作業場所で仕事をしやすくすることが大切です。また、作業の指示や表示内容をわかりやすくする、反復・過密・単調作業を改善する、作業ミス防止策を多面的に講じるなどの対策が重要となります。
　物の運搬と移動は、作業の流れをつくるうえで最も基本となる作業場面です。物品が必要なときにすぐに安全に取り出せるようにし、楽に運搬できるようにすることは、心身のストレスを減らすためにも重要です。また、どのような作業でも、パソコンを操作しやすく、物品を取り出しやすい作業場所は、時間の損失と多くの労力を減らし、作業効率を高め、疲労の蓄積を防ぎます。
　人間は誰でもミスをします。作業ミスなどは、重篤な労働災害や生産設備への大きな損害、生産低下につながる可能性があり、そうなればその場面に居合わせた労働者や、事故や災害にかかわった労働者に大きなストレスとなります。わかりやすい作業指示や事故防止トレーニング、表示や標識を適切にするなど、作業の仕方を多面的に工夫することで、作業ミスや事故を防ぎ、労働者の心身のストレスを軽減することができます。

現場で取り組む改善案
11. 物品と資材、書類などの保管・運搬方法を工夫して負担を軽減します。
12. 各自の作業場のレイアウト、姿勢、操作方法を改善して仕事をしやすくします。
13. 作業のための指示内容や情報が、作業中いつでも容易に入手でき確認できるようにします。
14. 心身に大きな負担となる反復作業や過密作業、単調作業がないかを点検して、適正な負担となるよう改善します。
15. 労働者が安心して作業できるように、作業ミスや事故を防ぎ、もしミスを起こしても重大な結果に至らないように対策を講じます。

チェックポイント11
物品と資材の取り扱い方法を改善して、負担を軽減します

なぜ大切か（対策の意義）
　物の運搬と保管は、作業の流れをつくるうえで最も基本となる作業場面です。運搬と保管は、どの職場でも頻繁に行われています。しかし、運搬と保管には時間がかかり、移動や運搬に関連した腰痛やケガなどの労働災害も多くみられます。

　製造現場では狭い構内に多くの資材や、大小さまざまな半製品が置かれています。事務所にも会議書類や資料、文具用品など物品が多数あります。一時的な保管の物品や、長期間置きっ放しになっているものもあります。物品と資材の移動や保管がスムーズでないことで、余計な時間や労力がかかり、心身の負担が高まります。物品が必要なときにすぐに安全に取り出せるようにして、楽に運搬できるようにすることは、心身のストレスを減らすためにも重要です。

　運搬用通路にマークをつけ、レイアウトをはっきりさせることは、通路を障害なしに利用するための、最も単純で効率的な方法です。また、多段の棚を設けることで、職場のスペースの有効活用ができ、通路や机やイスなどの上に物が不用意におかれることがなくなります。物を探す際、適切な表示やラベルがあることで、容易に取り出しやすくなります。

どのように取り組むか（改善の具体的方法）
☐運搬用の通路から障害物を取り除き、通路にマークをつけます。
☐資材や物品を動かす必要が最小ですむよう、作業区域のレイアウトを改善します。
☐すぐそばの垂直空間を有効に利用し、多段の保管場所をつくります。地震対策にも気を配ります。
☐小分けできるような小区分容器を活用して、分別保管します。
☐重量物の運搬には、台車を活用し、リフトやローラーの活用を検討します。
☐物の大きさ、形、重さを考慮した保管場所を工夫します。重いものは低い位置に、普段ほとんど利用しないものは、捨てるか、別の場所に保管します。
☐物品の移動には、手押しカートや台車など車輪のついた装置、ローラー等を活用します。

追加のヒント
〇5S（整理、整頓、清潔、清掃、躾）活動を活用します。
〇不用品は廃棄期日を決めた赤ラベルを貼って、それまでに利用されなければ、捨てます。
〇物品カートや台車の保管場所を決めて、安全通路を確保します。
〇保管棚にラベルを貼って、目的のものが取り出しやすくします。
〇共通ファイルボックスなどを活用して、保管する文書や書類を少なくします。

C 円滑な作業手順

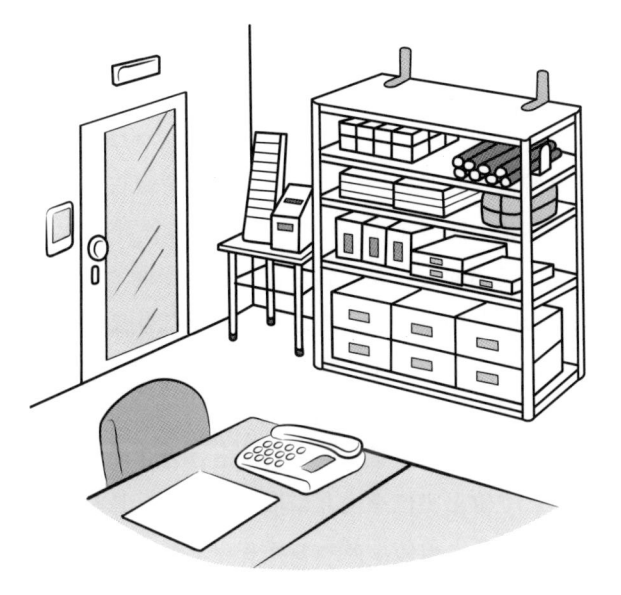

アクション11-1
すぐそばの垂直空間を有効に利用し、多段の保管場所をつくります。地震対策にも気を配ります。

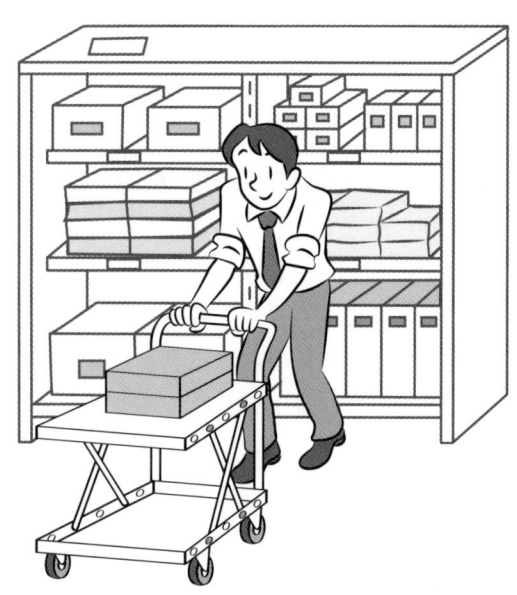

アクション11-2
物品の移動には、手押しカートや台車など車輪のついた装置、ローラー等を活用します。

改善ポイントサマリー

物品と資材、書類などの保管・運搬方法を工夫して負担を軽減します。

チェックポイント 12
個人ごとの作業場所を改善し、仕事をしやすくします

なぜ大切か（対策の意義）

　どの個人用作業場所における作業でも、準備、本作業、記録、コミュニケーション、メンテナンス、片付けなど、さまざまな作業課題から成り立っています。さまざまな作業課題を行えるようにするには、一定の大きさの安定した作業場所が必要です。パソコンが容易に操作でき、物品を取り出しやすい作業場所は、時間の損失と多くの労力を減らし、作業効率を高め、肩こり・腰痛の発生や疲労の蓄積を防ぎます。

　手作業を行う作業台が正しい高さであれば、効率的な作業が容易に行われ、疲労を減らします。作業面が高すぎると、腕を高く保たないといけないため、首と肩がこります。作業面が低すぎると、身体を前方に曲げるので、腰を痛めやすくなります。

　私たちの身体は柔軟にできていて、作業中、実に多様な作業姿勢をとります。しかし、無理な作業姿勢のままで作業を継続することや、過大な重量を取り扱うと、身体の構造からみて、腰部に負担がかかりやすくなります。立位と座位を交互に取ることは、長時間どちらかの姿勢を保つよりずっと好ましく、ストレスと疲労を減らします。

　毎日その作業を行っている人以上に、その作業について知っている人はいません。当の労働者は当の本人のストレスを改善する方法について、最適な情報源です。自分で作業場所を改善すると、働きやすくなることは確実です。

どのように取り組むか（改善の具体的方法）

☐作業面の高さをひじの高さ辺りにします。小さめの人には足台を、大きめの人にはテーブル上のスタンドを使って調節します。
☐立位の作業の場合は、作業面は手の高さか、ひじよりいくらか下の高さにします。
☐頻繁に利用される資材、工具、道具、物品は、手の届きやすい範囲内におきます。
☐可能な限り、労働者が立位と座位を交互に取れるように、作業場所に椅子を備えます。
☐パソコンを設置する机と椅子は、労働者が高さなどを調節できるものを選びます。
☐サイドテーブルなどを活用して、個人の仕事がしやすいように作業スペースを確保します。
☐インターネット環境の整備等を進め、労働者がスムーズに仕事ができる環境を整えます。

追加のヒント

○小さな工具、筆記具や文房具や書類など個人用品のための場所を考えておきます。
○作業効率を向上させ、首、肩と腕の不快感を減らすために、正しい手の高さの「ひじ高ルール」を適用します。
○労働者が作業場所（ワークステーション）のデザインに参加できるようにします。

○パソコンのソフトの操作方法や、メールの送受信やネット環境に関する問題などは、技術専門職に気軽に相談できるようにします。

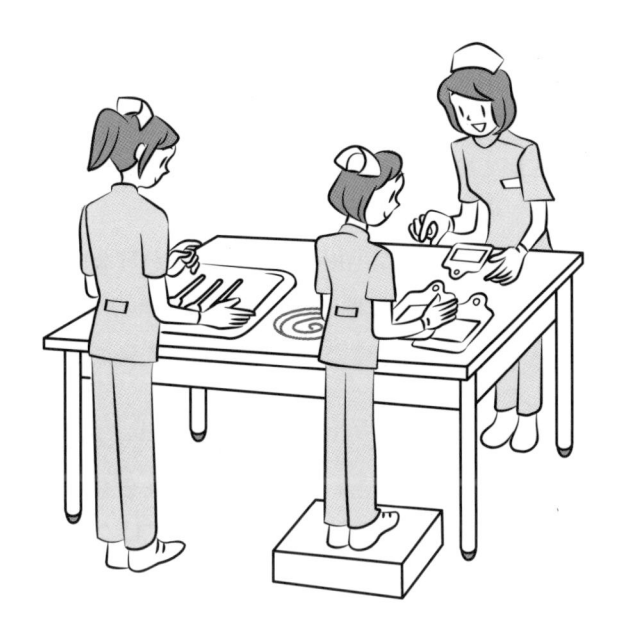

アクション 12 − 1
作業面の高さをひじの高さ辺りにします。小さめの人には足台を、大きめの人にはテーブル上のスタンドを使って調節します。立位の作業の場合は、作業面は手の高さか、ひじよりいくらか下の高さにします。

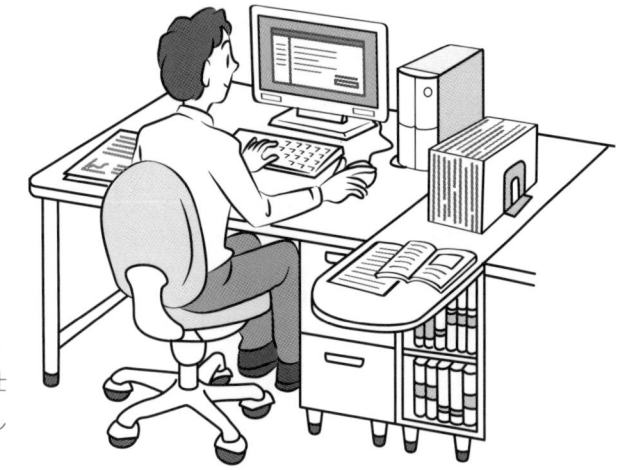

アクション 12 − 2
サイドテーブルなどを活用して、個人の仕事がしやすいように作業スペースを確保します。

改善ポイントサマリー

作業台の配置、ひじの高さでの作業、パソコン操作方法の改善など各自の作業場のレイアウトや姿勢、操作方法を改善して仕事をしやすくします。

チェックポイント13
作業の指示や表示内容をわかりやすくします

なぜ大切か（対策の意義）
　作業課題について、作業内容や作業手順等が不明確だと、作業の遂行に予想以上に時間がかかり、また期待した成果を得られません。自分の実施した作業課題と、上司の指示が異なっていた場合などは、労働者は非常にストレスを感じます。また、自分の行った作業に価値が少ないとされれば、その徒労感は心身を疲弊させます。

　書面や電子メールなどでの作業指示は、顔が見えないので、相手の意図がわからない場合もあり、不必要な感情を相手に伝え、お互いにストレスを感じることがよくあります。すべての作業指示を電子メールで伝えるのではなく、口頭や電話、ミーティングなどを通じて適切に伝えます。

　作業場や事務所におけるラベルと標識、信号等は、作業についての情報を伝えるので、その識別が容易であるべきです。表示を誤って読み取ると、きわめて重大な結果をもたらすこともあり得ます。また、重大な事態では、重要な情報を迅速に識別しなくてはなりません。そのためラベルと標識は、表示や指示を迅速に読み取ることができるよう、わかりやすくあるべきです。

どのように取り組むか（改善の具体的方法）
☐作業の指示は、わかりやすく明確にします。作業課題、期限、評価される内容などを労働者に正確に伝えます。
☐小会議などで、作業の内容をお互いに確認し合います。そうすることで、作業指示と指示受けの齟齬（そご）によるトラブルを防ぎます。
☐標識などの表示は、離れたところからでも十分読み取れるように、文字と数字を十分な大きさにします。
☐表示や標識、記号はその作業場所の人々が容易に識別できるものに限り使用します。
☐不必要な情報で混乱しないように、使用されていない表示をすべて取り除くか、覆っておきます。

追加のヒント
○作業指示課題などを確認した場合には、労働者にサインを求めるなどします。
○電子メールでの指示は、大事なことから書き出し、簡潔に記述します。
○電話や、直接のコミュニケーションによる作業指示を大切にします。
○作業を行うスペースでは、重要な表示あるいは信号は、オペレーターが通常見ているところに配置します。

C　円滑な作業手順

〇作業現場での非常停止スイッチは、色、大きさと形に関して他のスイッチやボタンと異なっていて、すぐに目立つようにします。

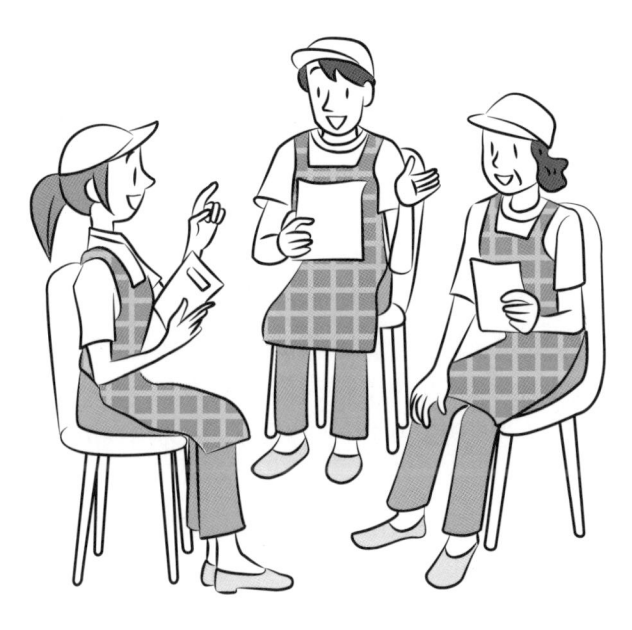

アクション 13 − 1
小会議などで、作業の内容をお互いに確認し合います。そうすることで、作業指示と指示受けの齟齬(そご)によるトラブルを防ぎます。

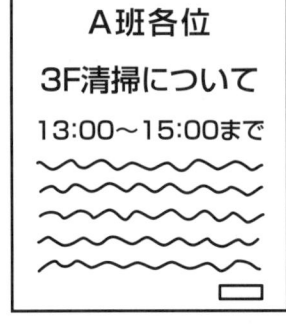

アクション 13 − 2
表示や標識、記号はその作業場所の人々が容易に識別できるものに限り使用します。

before　　after

改善ポイントサマリー

見やすい指示書、表示・ラベルの色分け、標識の活用をして、作業のための指示内容や情報が作業中いつでも容易に入手でき確認できるようにします。

チェックポイント14
反復・過密・単調作業を改善します

なぜ大切か（対策の意義）
　生産現場でもサービス業でも、作業や工程の細分化が進んでいます。その際、労働者に割り当てられる作業が、単調な作業や同じ動作を繰り返して行う反復作業になることがあります。このような作業は、首、肩、腕や背中など、特定の部位に障害を生じさせることがあります。たとえば手首の繰返し使用による頸肩腕障害や、ネジ締め作業の繰返しによるバネ指などです。

　これらの筋骨格系の障害は、労働者の作業の割り当て、スピード、休憩の取りやすさなど、作業の進め方にも影響を受けています。たとえば、ベルトコンベヤーで仕事を行うスピードが労働者にあっていない場合、不安定な姿勢で反復作業を行う場合など、心身に大きなストレスがかかります。パソコンでデータの単純入力をする作業も、入力内容が多すぎる場合、負担となります。

　また、反復、過密、単調作業は、パートタイム労働や、派遣労働、請負業務などに多く見られる傾向にあります。生産ラインなど全般を見渡して、このような負担の大きい作業が、労働契約上の弱者に割り当てられていないか、点検することが大切です。

どのように取り組むか（改善の具体的方法）
□仕事を組み合わせて、単調作業を避けます。
□異なった労働者が使用したり、異なった作業が行われる場合には、高さ調節が可能なワークステーションを備えます。
□一連続作業時間の上限を決めて、適切に休憩を挿入します。
□1人の労働者が行える作業内容を増やし、多能工化を進めます。

追加のヒント
○不自然な姿勢や、作業を見つけ出す簡単な方法が2つあります。第1は、労働者に作業中に痛みや不快感があるかどうか尋ねます。第2に、作業や仕事を観察して、身体を伸ばしたりねじったりしている作業、同じ作業を繰り返していたりする作業を見つけます。
○作業が常に同じ場所で行われていると、最適な姿勢であっても労働者は疲れてきます。
○可能であるなら、労働者に次のことを決定してもらいます。
　　- どのぐらいの速さで作業を行うか（速度、繰返し周期）
　　- 誰がどの作業を行うか
　　- どの順序で行うか、また各自がどこで作業を行うか

C　円滑な作業手順

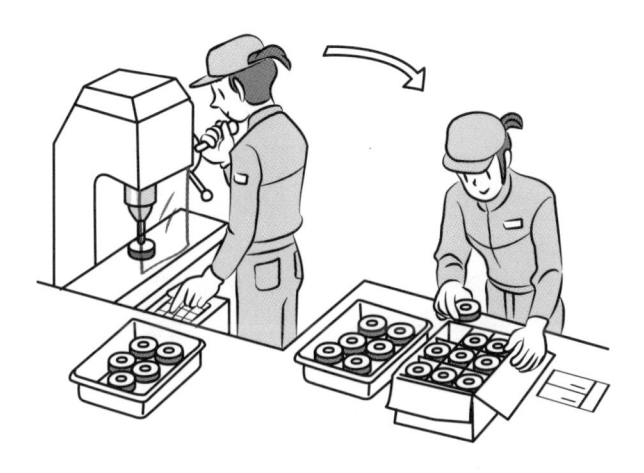

アクション 14 － 1
仕事を組み合わせて、単調作業を避けます。

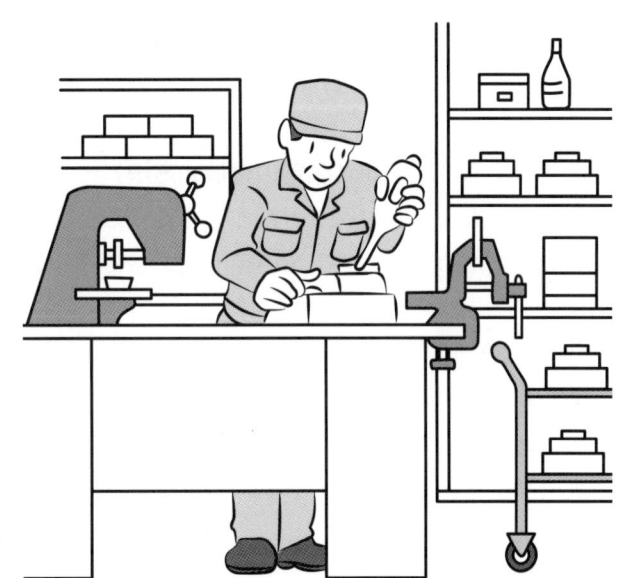

アクション 14 － 2
1 人の労働者が行える作業内容を増やし、多能工化を進めます。

改善ポイントサマリー

労働者の心身に大きな負担となる反復作業や過密作業、単調作業がないかを点検して、適正な負担となるよう改善します。

チェックポイント 15
作業ミス防止策を多面的に講じます

なぜ大切か（対策の意義）

　人間は誰でもミスをします。どんなベテランでも、思いがけない偶発的なスイッチのオン・オフや作業ミスなどにより、重篤な労働災害や生産設備への大きな損害、生産低下を与える可能性があります。工場での爆発や事故、誤操作による生産ライン停止にともなう生産性低下など、その場面に居合わせた労働者や、事故や災害にかかわった労働者は、そのときの出来事にその後もずっと苦しめられる可能性があります。緊急事態は非常に大きなストレスになります。訓練された労働者でさえ、ミスをおかすことがあります。しかし、多面的に災害防止の対策をとることで、作業ミスや災害の発生率を下げ、また発生したとしてもその被害を最小限にすることが可能です。

　「不注意」は結果であって原因ではありません。多くは、作業ミスや災害を防止するための予防施策が十分でなかったために発生しています。たとえば、不必要に機械の電源を入れたり切ったりすることは、作業者にとって危険であり、機械にも悪影響を与え、生産を遅くします。スイッチなどの安全性確保により、偶発的始動が防止されるところでは、作業者はより安全だと実感して、作業に適切に集中することができます。

　作業ミス防止のためには、作業手順の統一やマニュアル作成、誤操作防止のためのフェールセーフシステムの導入、労働者への十分な訓練などが重要です。

どのように取り組むか（改善の具体的方法）

☐ 労働者一人ひとりが異なった作業を行うことによる、作業効率の低下、作業連携の不備をなくすために、作業手順の標準化をして、作業者は標準作業のトレーニングに参加します。
☐ 作業ミス防止のための手順を、現場の労働者が中心となって、労働者の言葉で作成します。
☐ 偶然によるオンオフが起こる可能性が高い操作具は覆いをつけるか「囲い」に入れます。
☐ 緊急時の正しい操作、避難が迅速に行われるように、緊急時計画を確立します
☐ 災害発生後の労働者のメンタルヘルスを支援する体制を整えます。

追加のヒント

○ 機械の動力部や回転部には、ガードをつけます。
○ 見やすいラベル表示や色分けなどで工夫します。
○ 作業ミスが起こりかけても危険な事態には至らないようにする、フェールセーフシステムを導入します。
○ 作業ミス防止のための職場における容易なコミュニケーションと相互支援のための機会

を提供します。また、作業ミスが発生しても、個人の責任にせず組織として対応します。
○ヒヤリハットやインシデントを報告しやすい職場文化をつくります。

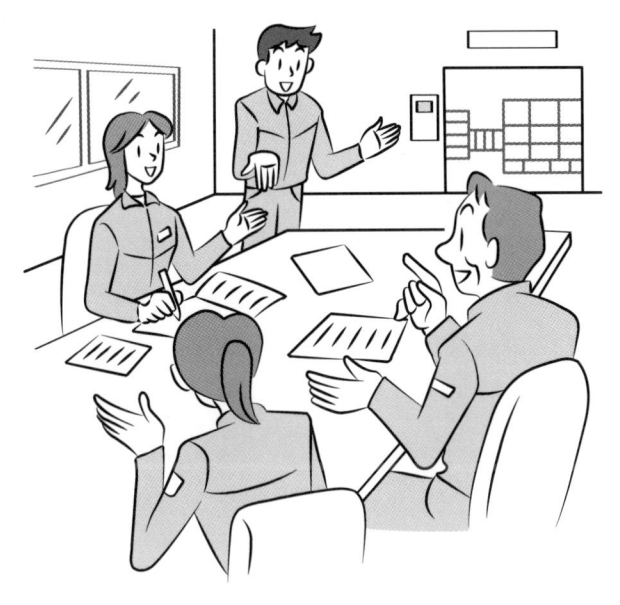

アクション 15 − 1
作業ミス防止のための手順を、現場の労働者が中心となって、労働者の言葉で作成します。

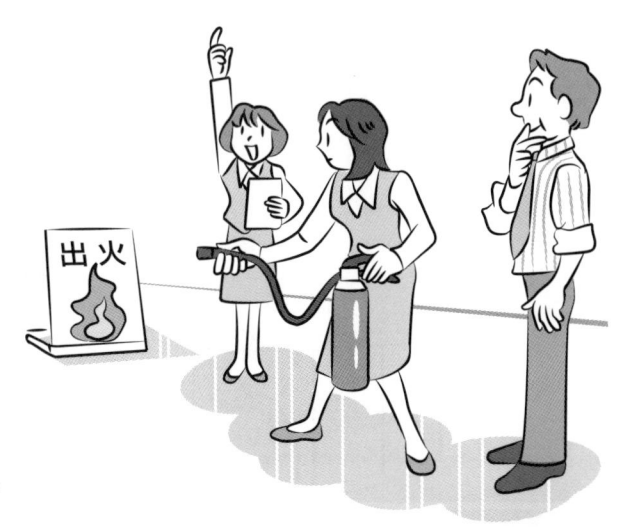

アクション 15 − 2
緊急時の正しい操作、避難が迅速に行われるように、緊急時計画を確立します。

改善ポイントサマリー

> 作業手順の標準化、マニュアルの作成、チェック方法の見直し、安全装置、警報などについて検討して、労働者が安心して作業できるように、作業ミスや事故を防ぎ、もし起こしても重大な結果に至らないように対策を講じます。

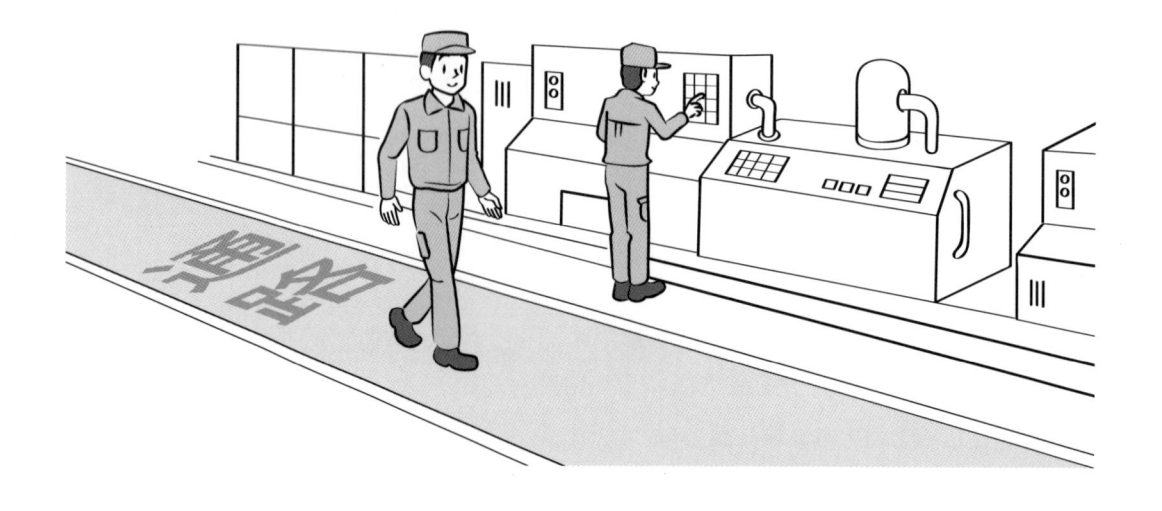

D　作業場環境

メンタルヘルス改善に役立つ点

　労働者が働きたいと思う職場は、明るく清潔で、きれいなトイレや洗面所があって、職場の同僚と楽しく食事や休憩ができる場所のある職場です。

　冷暖房設備が整えられていて、騒音対策が行われてうるさくない職場は、快適に仕事に集中することができて、イライラした気持ちを生じさせません。職場が禁煙になっていることも、職場を清潔に保ち、受動喫煙による健康障害を防止し、ストレスを生じさせないうえで大切です。

　職場では、健康障害を生じる可能性のある有害物質が多く利用されています。有害物質へのばく露は労働者の不安を生じさせ、大きなストレスとなります。職場で利用されている有害化学物質を特定し、きちんと保管し、使用量を減らしたり、換気や局所排気でばく露量を減らすことは、これらの問題を防止する効率的な方法です。また、災害発生時や火災などの緊急時にどのように対応するか知っていることは、災害の被害を最小限にします。

　職場環境の整備は、労働者の不要なストレスを軽減させ、快適で安全・安心な労働環境づくりに必須といえます。

現場で取り組む改善案

16. 冷暖房設備などの空調環境、照明などの視環境を整え、うるさい音環境などを改善し、個々の労働者にとって快適なものにします。
17. 健康を障害するおそれのある粉じん、化学物質など、人体への有害環境源を隔離するか、適切な防護対策を講じます。
18. 職場における受動喫煙による健康障害やストレスを防止するため、話し合いにもとづいて職場の受動喫煙防止対策をすすめます。
19. 快適で衛生的なトイレ、更衣室を確保し、ゆっくりとくつろげる休憩場所、飲料設備、食事場所や福利厚生施設を備えます。
20. 災害発生時や火災などの緊急時に適切に対応できるように、設備の改善、通路の確保、全員による対応策と分担手順をあらかじめ定め、必要な訓練を行うなど、日頃から準備を整えておきます。

チェックポイント16
温熱環境や音環境、視環境を快適化します

なぜ大切か（対策の意義）
　夏には風通しがよく、必要に応じて冷房が使える環境を、冬には暖房設備を用意することで、労働者が快適に仕事ができる環境になります。熱や寒さから作業場を守る多くの方法があります。

　十分な照明は、労働者の快適さと作業能率を改善し、作業ミスを減らし、災害のリスクを減らすのに役立ちます。明るい色の壁と天井は、より多くの光を反射し、照明状態を改善します。休憩室などは間接照明などの柔らかな照明にしたり、事務所には観葉植物を置くなどすると、リラックスした気分づくりに役立ち、職場の雰囲気を和らげます。

　騒音レベルが大きいと、警告の大声や合図が聞こえず、スムーズなコミュニケーションを妨害します。このことが災害の原因となり、生産の品質に影響を与えることがあります。騒がしい作業場内ではよいコミュニケーションを妨げてしまうので、少なくとも普通の話し声がよく聞こえるレベルまで騒音を下げることが重要です。いらいらさせる騒音は、低音量でも気が散ることがあり、作業を妨げ、ミスを招きます。また低レベルの騒音であっても、コミュニケーションを妨げず、人々をいらつかせないことを確かめます。

どのように取り組むか（改善の具体的方法）
□現在の冷暖房設備が十分か、労働者に聞き、必要に応じて設備を導入します。
□熱中症対策について職場内で検討します。
□自然光（窓と天窓を通して）の利用と人工照明（電灯）を組み合わせます。壁・天井の色も明るいものを選びます。
□さまざまな作業場所で行われる作業の性質を考えて、十分な照明を装備します。例えば、精密作業（小さめの物体を見る）や低い反射率の資材取り扱い（例えば暗い色の布を使う作業）には、より多くの照明が必要です。
□容易なコミュニケーションと安全のため、騒音発生源をカバーしたり囲ったりして騒音を減らし、また冷暖房機器の温度設定について職場内のルールを決めます。
□労働者同士の会話や音による警告などが良く聞こえ、必要なコミュニケーションが騒音によって妨げられていないか労働者と相談します。

追加のヒント
○温熱作業では遮熱服を、寒冷作業では防寒具などの個人用防護具を提供します。
○緑色の壁は気分をリラックスさせます。面談室やカウンセリングルームなどには観葉植物を置いたり、壁の色などは快適であるかどうか検討します。

D　作業場環境

○コピー機や裁断機などの騒音が発生する機器は別室に設置します。
○机や作業場所に手元のライトを導入します。

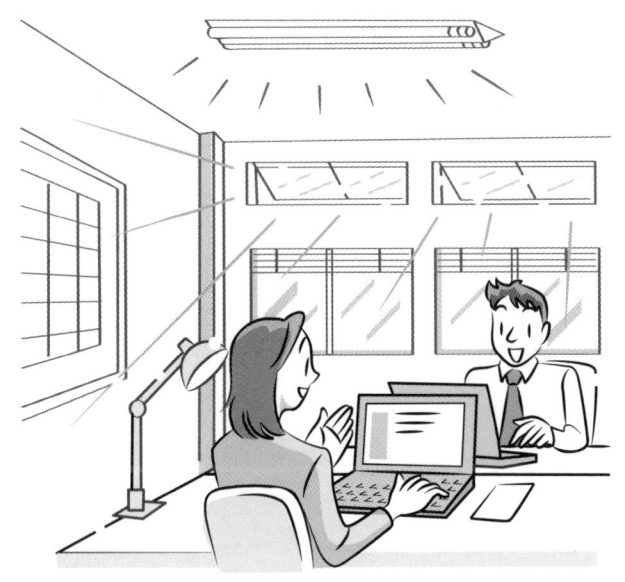

アクション 16 - 1
自然光（窓と天窓を通して）の利用と人工照明（電灯）を組み合わせます。壁・天井の色も明るいものを選びます。

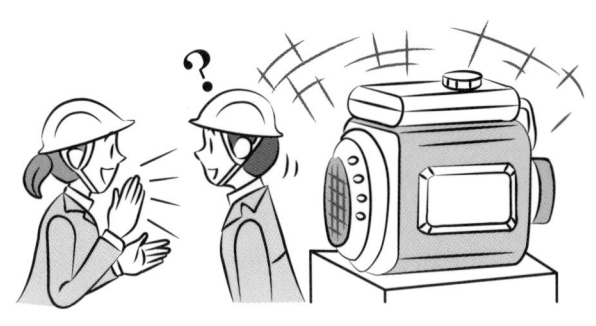

アクション 16 - 2
容易なコミュニケーションと安全のため、騒音発生源をカバーしたり囲ったりして騒音を減らし、また冷暖房機器の温度設定について職場内のルールを決めます。

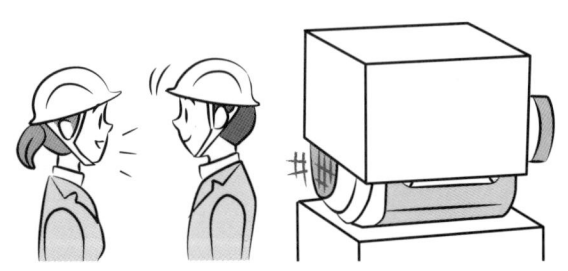

改善ポイントサマリー

冷暖房設備などの空調環境、照明などの視環境を整え、うるさい音環境などを改善し、個々の労働者にとって快適なものにします。

チェックポイント 17
粉じん、化学物質、感染病原体など、有害環境源を隔離します

なぜ大切か（対策の意義）

　産業現場における粉じんや化学物質など、職場の有害環境源によって、多くの労働者が苦しんできた歴史があります。炭鉱・鉱山労働者におけるじん肺、鉛やカドミウムといった重金属中毒、アスベストによる中皮腫をはじめとした職業がんなどです。これらの職業性疾病は、被災者自身や家族、かかわった職場の人々の心身への負担はとても大きいリスクです。

　職場における有害環境源を隔離し、そのばく露を最小限に抑えることは重要な対策です。たとえば、化学物質へのばく露は疲労、頭痛、めまい、目やのどの炎症を起こす可能性があり、労働者が効率的に働くことができなくなります。欠勤や転職が増加するかもしれません。中小規模の事業場では、有機溶剤による中毒への対策が特に重要です。

　一方、電気配線と電気接続を安全に、確実に行うことも、火災の可能性や機械の故障、あるいは労働者の負傷を防ぐうえで大切です。

　感染病原体へのばく露も、職場でコントロールすべき有害環境源です。職場で流行する感染症への対応策を検討し労働者に周知することで、安心して働けます。医療従事者では、感染患者と直接接することから、特別な感染予防策をとることが求められます。

どのように取り組むか（改善の具体的方法）

☐職場で利用されている有害化学物質をリストアップして、ばく露予防策を講じます。また有害物質容器には、分類基準に従ったラベル表示を必ず行うようにします。
☐対象とする作業区域全体の換気や、局所排気を効率的に行える換気装置を選びます。
☐機器や照明器具の電気配線接続を安全に、確実に行います。
☐定期的に流行するインフルエンザなどは、常に最新の情報を入手します。
☐どのような有害環境源が労働者にとってストレスなのか、労働者に聞きます。また、有害環境源に関する教育・研修を実施します。
☐有害環境源からのばく露を予防する個人用保護具を提供します。

追加のヒント

○化学物質等安全データシート（MSDS）を活用します。
○局所排気を行う際は、適切な場所に適切なタイプのフードあるいはフランジ（つば）を設けることが重要です。
○法令に電気設備に関する必要条件が定められていることを忘れないようにします。
○医療従事者では、感染症へのばく露リスクの高い職員へ感染予防ワクチンを打ちます。

D　作業場環境

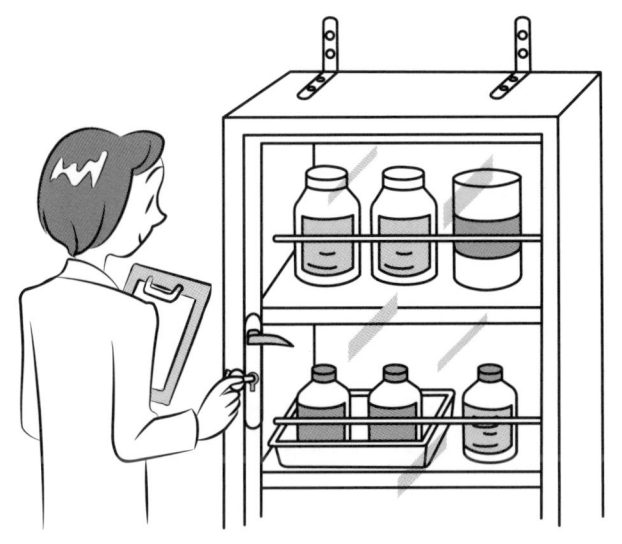

アクション 17 − 1
職場で利用されている有害化学物質をリストアップして、ばく露予防策を講じます。また有害物質容器には、分類基準に従ったラベル表示を必ず行うようにします。

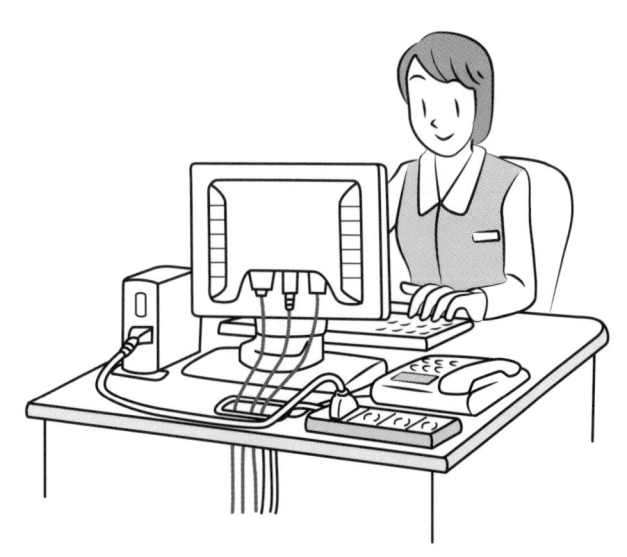

アクション 17 − 2
機器や照明器具の電気配線接続を安全に、確実に行います。

改善ポイントサマリー

健康を障害するおそれのある、粉じん、化学物質など、人体への有害環境源を隔離するか、適切な防護対策を講じます。

チェックポイント18
職場の受動喫煙を防止します

なぜ大切か（対策の意義）
　喫煙が肺がんに限らず、全身のさまざまながん発生や心血管疾患に関連していることは良く知られています。一方で、職場の喫煙に関連した件で、喫煙者・非喫煙者間で対立があったり、喫煙室の設け方や全面禁煙の方針づくりなどの過程で、職場の人間関係を悪くしてしまうことがあり得ます。

　タバコを吸わない人が自分の意思とは関係なく間接的に副流煙を吸わされてしまうことを「受動喫煙」と呼びます。フィルターを通さない副流煙は主流煙の3倍以上多くのタールや発がん物質を含みます。また副流煙はアルカリ性で、健康な人でも気道刺激があり、喘息や気道過敏症の人には有害です。妊婦は流産のリスクが高まることが知られており、妊娠可能な女性の受動喫煙は、職場としてそのばく露を防止する義務があります。

　日本では今まで喫煙者が非喫煙者の数をやや上回っていたこともあり受動喫煙の影響が見過ごされてきました。しかし、健康増進法で明確に受動喫煙防止が求められています。子供を含めて非喫煙者を受動喫煙の害から守るため、公共の場所、乗り物の中、職場や家庭でも禁煙や分煙の対策を考えていく必要があります。

　一方、喫煙はマナーの問題でもあり、注意をされたほうはついカッとなって、人間関係をこじれさせてしまうことがあります。不必要なストレスを増やさないためにも、受動喫煙防止策を適切に講じることが、職場で取り組むストレス対策の1つといえます。

どのように取り組むか（改善の具体的方法）
□職場内の喫煙についてのルールを、手順に従って決めます。安全衛生委員会などの討議や、職場の責任者からの明確な方針のもと、進めます。
□できる限り職場は禁煙にします。禁煙にできない場合は、受動喫煙防止策として、換気装置の整備された喫煙するスペースを確保し、話し合いに基づいて、「職場における喫煙対策のためのガイドライン」に沿った対策を行います。
□受動喫煙防止に関する情報を職員に提供します。

追加のヒント
○効果的な換気を行うためには、部屋の大きさに合わせた換気装置を設置し、部屋は空気の取り込み口を必ず設けます。
○行政機関や公共のスペースでは、条例で喫煙が禁止になっている地域が増えています。法令等に従った対応となっているか、見直します。
○喫煙者への禁煙指導を、産業保健スタッフ、医療機関と連携して進めます。

D　作業場環境

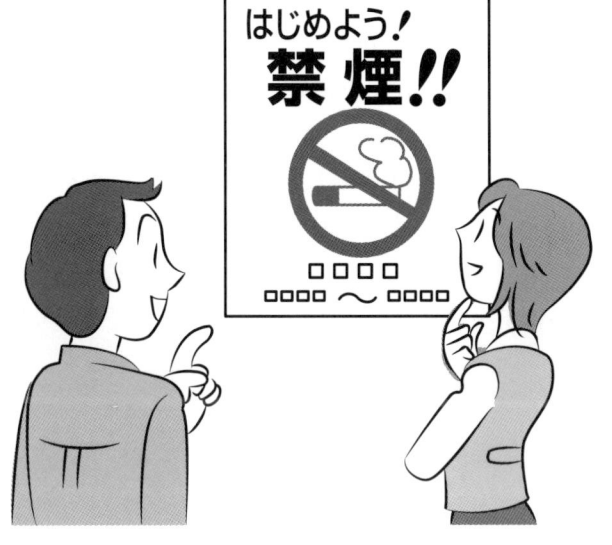

アクション 18 − 1
職場は禁煙にします。禁煙にできない場合は、受動喫煙防止策として、換気の整備された喫煙スペースを確保し、話し合いに基づいて、「職場における喫煙対策のためのガイドライン」に沿った対策を行います。

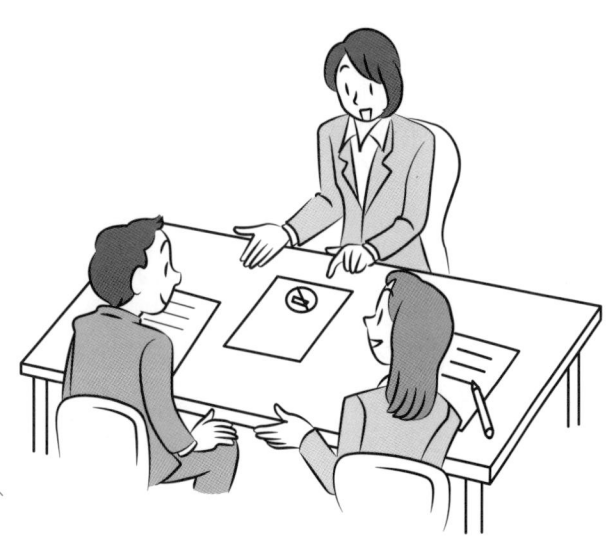

アクション 18 − 2
喫煙者への禁煙指導を、産業保健スタッフ、医療機関と連携して進めます。

改善ポイントサマリー

職場における受動喫煙による健康障害やストレスを防止するため、話し合いに基づいて職場の受動喫煙防止対策をすすめます。

チェックポイント 19
衛生設備と休養設備を改善します

なぜ大切か（対策の意義）
　労働者が働きたいと思う職場は、明るく清潔で、きれいなトイレや洗面所がある職場です。これらは、その職場を表す鏡です。トイレが和式しかないと、妊娠している女性や、腰が痛いときなどに利用しにくいことがあります。洋式が必要で、温水洗浄便座があれば、さらに労働者から喜ばれます。

　飲料の自動販売機の設置や、食事スペースと休憩室の確保は、労働者の疲労防止や健康維持のために大いに役立ちます。職場の同僚と楽しく食事や休憩ができる場所があると、雰囲気も和み、職場内のコミュニケーションも促進されます。労働者は毎日の生活の相当な部分を職場ですごしています。家庭で過ごす場合と同じように、飲み、食べ、そして休みます。飲料設備、食事場所、休憩室が企業活動の不可欠な一部であることを忘れないようにします。

　夜勤や交替制勤務のある職場では、適切な休養設備の提供は、労働者の疲労対策に大いに役立ちます。

　プライバシーの守れる専用のロッカールームや個人用用具の保管場所は、労働者に喜ばれます。また、声の漏れないちょっとした会議室は、込み入った話や相談をする際に有用です。

どのように取り組むか（改善の具体的方法）
□衛生的で整然としたよい環境を保つために、更衣室、洗面所、トイレを備え、よくメンテナンスします。
□洗面所、トイレ、ロッカーや更衣室が作業場所から遠く離れていないか、数が十分足りているか、チェックします。
□現在ある施設について、数、場所の利便性やデザインについて、改善する計画をたてます。作業場や施設が新しくなる際は、トイレや休憩設備を必ずその計画に含めます。
□人々が快適に仕事をしたり、過ごせるように、会議室や研修施設を充実させます。

追加のヒント
○法律による設置基準や施設要件が指針となりますが、それよりも多くの施設をよい条件で提供することが有用です。（例：男性用小トイレは30人以内ごとに1個以上、女性用は20人以内ごとに1個以上）
○作業の特性に合わせたロッカーを整備します。
○花などを飾り、雰囲気を良くします。良い会議室での楽しい経験によって、人々はまた

来たいと思うようになります。
○会議室や研修室はその利用方法について、きちんと管理します。
○お互い近接した企業は、労働者のためによい会議室を共同で整えることができます。

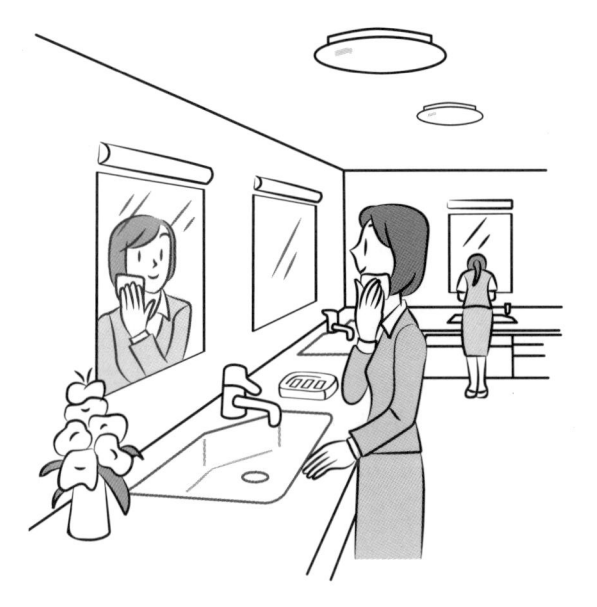

アクション 19 − 1
衛生的で整然としたよい環境を保つために、更衣室、洗面所、トイレを備え、よくメンテナンスします。

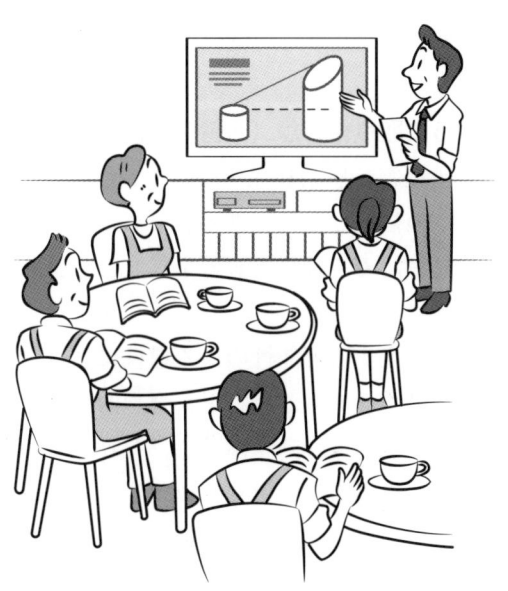

アクション 19 − 2
人々が快適に過ごせるように、会議室や研修施設を充実させます。

改善ポイントサマリー

快適で衛生的なトイレ、更衣室を確保し、ゆっくりとくつろげる休憩場所、飲料設備、食事場所や福利厚生施設を備えます。

チェックポイント20
緊急時対応の手順を改善します

なぜ大切か（対策の意義）
　緊急事態はいつでも起こる可能性があります。それに備えるために、関係者すべてが非常事態に何をすべきか前もって知っていることが必要です。緊急事態の発生時にも円滑な事業継続が図れるようにする「事業継続計画（BCP）」を作成しておくことも勧められます。

　緊急時計画や、事故やけがが起こったときの対応方法がしっかりしていれば、緊急事態の被害の影響を最小にすることができます。とくに、労働者の自殺が起こった際には、その対応は大変辛いものになります。自殺防止対策を実施するとともに、緊急時の計画をあらかじめ作っておくことで、二次的な災害の発生を防止できます。

　いかなる緊急事態でも、とるべき優先順位があります。突然緊急事態に直面したとき、優先順位を思い出すことは容易ではありません。緊急時活動の優先順位を尊重するよう、前もって、人々に指示しておき、繰り返し訓練する必要があります。

　緊急事態への対応が整っている職場は、安心して働くことができる職場です。万が一緊急事態が発生しても、被害が小さいことから、通常の業務に戻るのに時間を要しません。

　緊急事態発生の後にはPTSD（心的外傷症候群）とよばれる強いストレスが当事者や居合わせた人に発生する可能性があり、職場としての対応が心のケアを含め必要になります。

どのように取り組むか（改善の具体的方法）
□地震・災害・感染症発生時など、緊急時の「事業継続計画（BCP）」を策定します。労働者への被害と企業の被害を最小限にする対策を事前に検討します。
□職場における自殺防止対策を作成し、緊急時の対応計画、緊急時の心のケア体制について事前に確認します。
□職場で発生する可能性のある機械によるはさまれ・巻き込まれ、転倒・転落、切創など、起こる可能性のある災害を、合理的に予測し、グループ討議により、各種の緊急事態に対してとるべき行動を確認し、それをマニュアルや手順書として作成しておきます。
□すべての現場用救急用具（救急キット、輸送手段、保護具）と消火器にはっきりと表示マークがつけられ、すぐに利用できる場所におかれていることを確かめます。

追加のヒント
○緊急時の「事業継続計画（BCP）」の作成の担当部門と担当者を決めます。安全衛生委員会との連携方法を検討します。
○緊急時活動と避難経路、避難手順をすべての労働者に知らせます。そして、応急手当に従事するかもしれない労働者を訓練します。避難訓練も必要に応じて実施します。

D　作業場環境

○職場で発生したけがや災害のあと、心のケア体制についてあらかじめ検討しておきます。

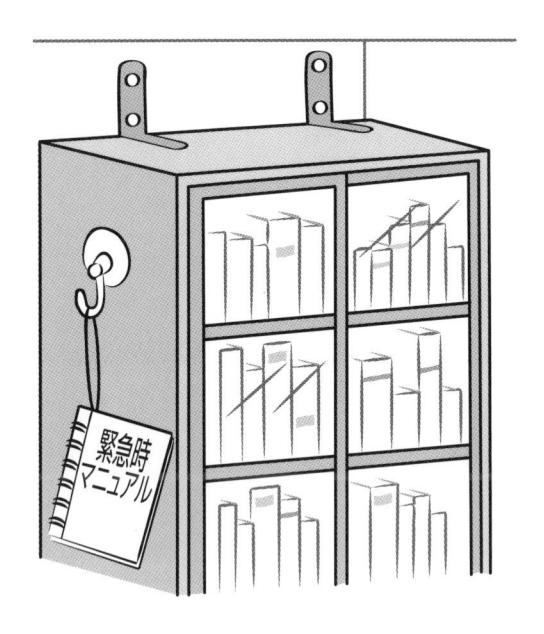

アクション 20 − 1
職場で発生する可能性のある機械によるはさまれ・巻き込まれ、転倒・転落、切創など、起こる可能性のある災害を、合理的に予測し、グループ討議（労働者との話し合い）によって、各種の緊急事態に対してとるべき行動のタイプを確認し、それをマニュアルや手順書として作成しておきます。

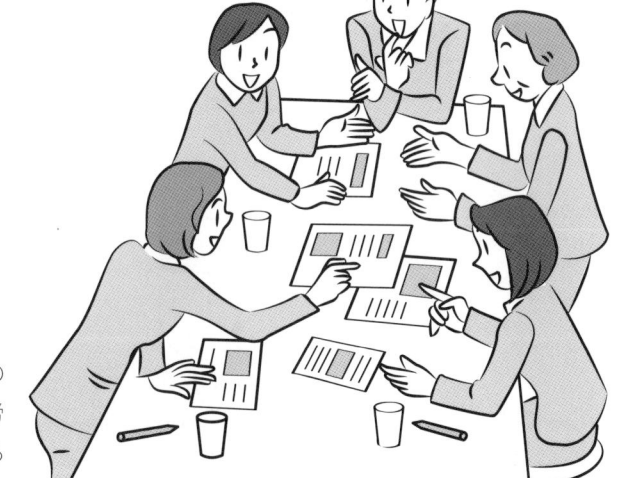

アクション 20 − 2
地震・災害・感染症発生時など、緊急時の「事業継続計画（BCP）」を策定します。労働者への被害と企業の被害を最小限にする対策を事前に検討します。

改善ポイントサマリー

災害発生時や火災などの緊急時に適切に対応できるように、設備の改善、通路の確保、全員による対応策と分担手順をあらかじめ定め、必要な訓練を行うなど、日頃から準備を整えておきます。

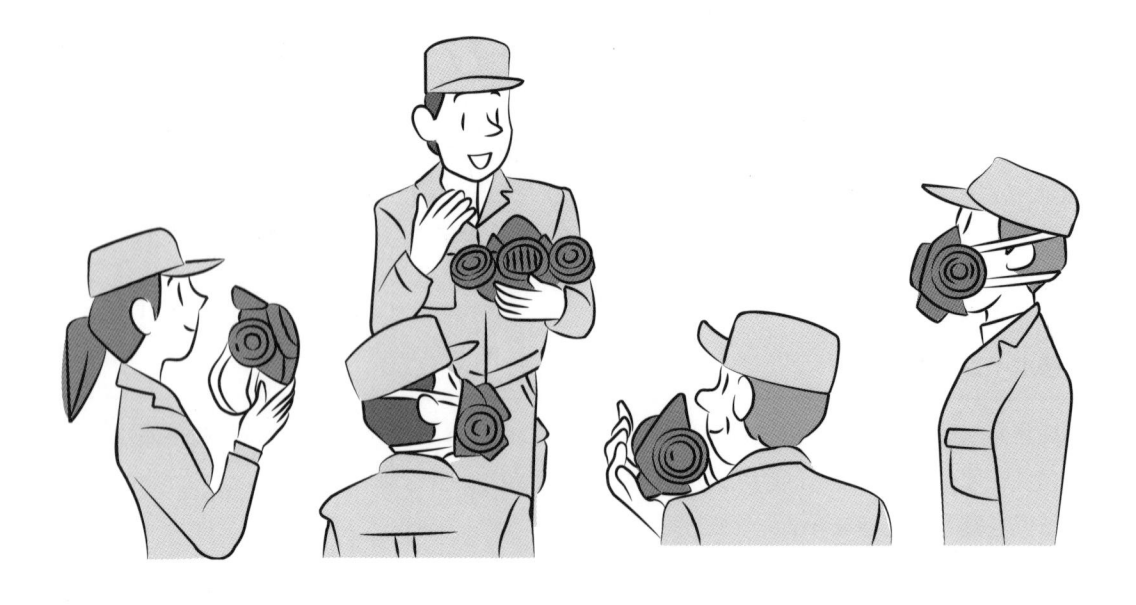

E　職場内の相互支援

メンタルヘルス改善に役立つ点

　仕事上や個人の問題について、悩んだり困った時に周囲から得られる有形無形の支援を「社会的支援（ソーシャルサポート）」と言います。トラブルが生じた時に上司から得られる適切なアドバイスや、落ち込んだ時の同僚からの声かけや励ましは、私たちのストレスを和らげてくれたり、心を落ち着かせてくれたりします。このように、社会的支援は、メンタルヘルスにとって良い影響を及ぼすことが、これまでの職業性ストレス研究から明らかにされています。

　職場において、上司や同僚からの社会的支援が豊富にあるほど、問題の発生を未然に防ぐことができます。また、仮に問題が発生しても、問題によるメンタルヘルスの悪化を最小限に止めてくれます。ふだんから上司や同僚に相談したり、適切な支援を受けるための機会や仕組みをつくっておくこと、環境を整えておくことが重要と言えます。

現場で取り組む改善案

21．労働者が必要な時に上司や責任者に問題点を報告し、また相談しやすいように、ふだんからコミュニケーションの機会を定めておくようにします。
22．同僚間でさまざまな問題点を報告し合い、また相談し合えるようにします。
23．グループ同士でお互いを理解し、支え合い、相互に助け合う雰囲気が生まれるように、メンバーで懇親の場を設けたり研修の機会を持つなどの工夫をします。
24．労働者が自分の仕事のできや能力についての評価を、実績にもとづいて、納得できる形で、タイミングよく受け取ることができるようにします。
25．職場や作業グループ間で、それぞれの作業がしやすくなるように情報を交換したり、連絡調整を行ったりするなど、相互支援を推進します。

チェックポイント 21
上司に相談しやすい環境を整備します

なぜ大切か（対策の意義）

　上司は、職場での仕事やその進め方について多くの裁量権だけでなく、豊富な知識や経験を持っています。そのため、ふだんから上司と良い人間関係を保つことは、仕事をスムーズに進めるうえで欠かすことができません。また、上司に相談しやすい職場では、上司からの社会的支援を適切に受けることができます。

　上司からの社会的支援が豊富にあるほど、問題の発生を未然に防ぐことができ、仮に問題が発生しても、問題によるメンタルヘルスの悪化を最小限に止めてくれます。

　ふだんから上司から適切な支援を受けるための機会や仕組みをつくっておくこと、必要なときにはいつでも相談できる環境を整えておくことが重要と言えます。

どのように取り組むか（改善の具体的方法）

□定期的なミーティングを設定して、各自の仕事内容や仕事量を上司が把握できるようにします。
□上司が多忙な場合、サブリーダーを設置して相談できる機会を増やします。
□上司に相談しやすいように職場のレイアウトを工夫します。
□定期的な見回りを励行したり、ミーティングテーブルを設けることなどで、気軽に相談しやすい環境を整えます。
□同じ職場のメンバーのうち、一部が離れた別の部屋（建屋）で働いている場合には、上司が定期的にこのグループから、仕事の状況を聞き取る機会をつくります。
□仕事上の問題点や悩みを、いつでも上司に相談してほしいことを、ふだんから部下に伝えておきます。

追加のヒント

○ふだんから上司は部下の仕事以外の面にも気をかけ、コミュニケーションの機会を増やすことも重要です。
○ミーティングの時間を設定することが難しい場合には、メールなどで仕事の進捗状況を報告しあうことも有効です。

E 職場内の相互支援

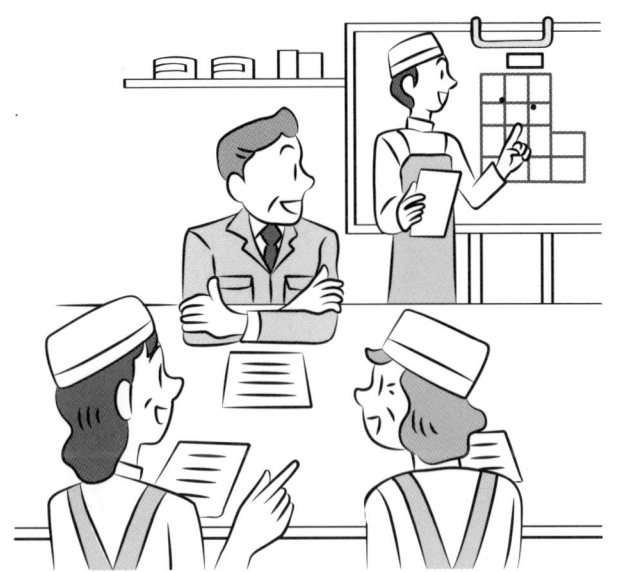

アクション21-1
定期的なミーティングを設定して、各自の仕事内容や仕事量を上司が把握できるようにします。

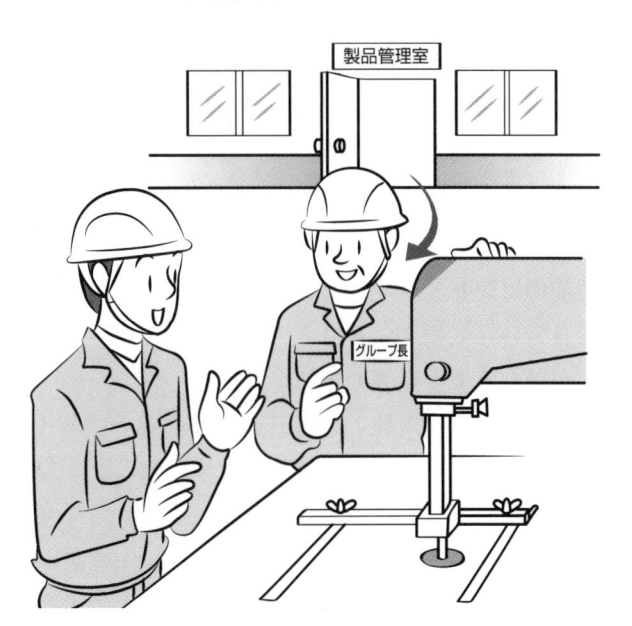

アクション21-2
同じ職場のメンバーのうち、一部が離れた別の部屋（建屋）で働いている場合には、上司が定期的にこのグループから、仕事の状況を聞き取る機会をつくります。

改善ポイントサマリー

問題点を報告し相談しやすくするために、ふだんからコミュニケーションの機会を定めておきます。

チェックポイント 22
同僚に相談でき、コミュニケーションがとりやすい環境を整備します

なぜ大切か（対策の意義）
　同僚は、職場で仕事をすすめるうえで、最も多くの時間を過ごす相手です。そのため、ふだんから同僚と良い人間関係を持ち、コミュニケーションを十分にとっておくことは、仕事をスムーズに進めるうえで大切になります。また、仕事で困った時にも、同僚に相談でき、適切な支援を受けることができれば、気持ちもずいぶん楽になります。

　ふだんから同僚から適切な支援を受けるための機会や仕組みをつくっておくこと、環境を整えておくことが重要と言えます。

どのように取り組むか（改善の具体的方法）
☐朝の短時間ミーティングや決められた曜日の打合せ会にすべての労働者が参加して、1日の作業計画をお互いに知らせ合い、わからないことを聞き合える時間を持ちます。
☐社内報、日報、メーリングリスト、インターネット・イントラネットなどの掲示板を活用して重要な情報を共有化します。
☐大型の掲示板やホワイトボードを利用して、誰がどの作業をやっているか「みえる化」を行い、相互にサポートしやすい環境を整えます。
☐同僚同士で相談のできる場所や部屋を整備します。
☐メンター制度などを導入し、職場の同僚間で仕事や生活について相談しやすい社内の仕組みをつくります。

追加のヒント
○日常の元気のよいあいさつや、目線を合わせた声かけなどで、同僚間の打ちとけた交流が図れるように努めます。
○作業の「みえる化」により、同僚の業務内容やその負担がわかり、「コミュニケーションが増え共通の話題が持てるようになった」「職場が以前よりも明るくなった」という事例も報告されています。
○職場全体のミーティングだけでなく、作業グループごとの短時間ミーティングも定期的に実施し、同僚間の情報交換を行います。
○気軽に業務の打合せや相談ができるように、職場に小テーブルや椅子を設置します。
○声が外にもれずに相談や打合せのできるスペースや、ドア付きの小会議室を設けます。

E　職場内の相互支援

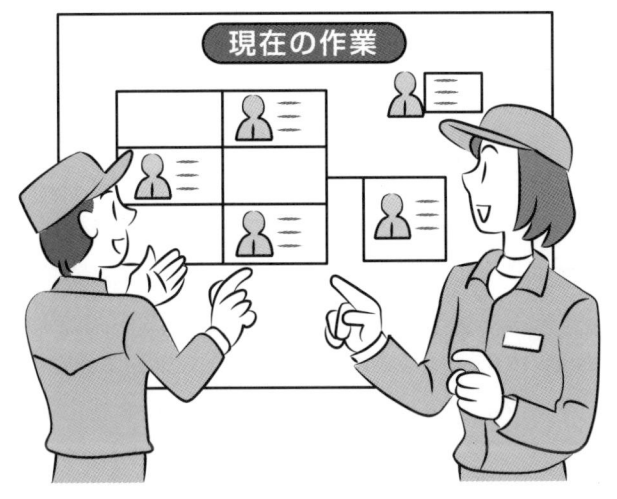

アクション 22 − 1
大型の掲示板やホワイトボードを利用して、誰がどの作業をやっているか「見える化」を行い、相互にサポートしやすい環境を整えます。

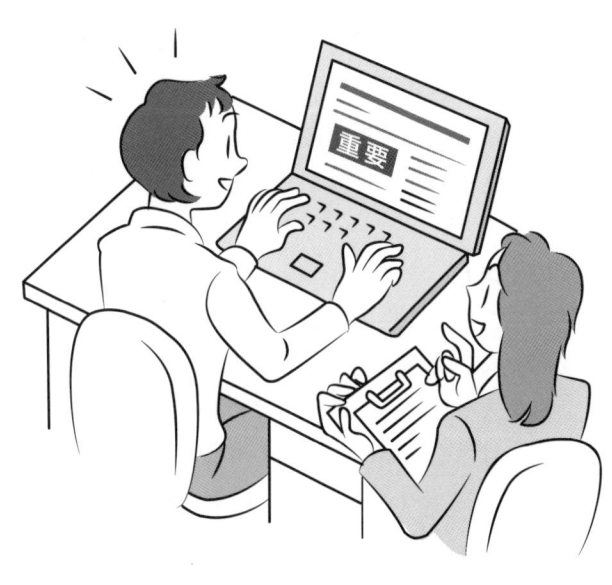

アクション 22 − 2
社内報、日報、メーリングリスト、インターネット・イントラネットなどの掲示板を活用して重要な情報を共有化します。

改善ポイントサマリー

同僚間で問題点を報告し合い、相談し合えるようにします。

チェックポイント 23
チームワークづくりをすすめます

なぜ大切か（対策の意義）
　私たちの仕事は、1人で行うものばかりではありません。グループやチーム単位で課題を達成していくものも数多くあります。そのため、ふだんからグループやチームのメンバーと良い人間関係を持つことは、仕事をスムーズにすすめるうえで大切です。
　チームワークが良好な職場では、メンバー同士がお互いに信頼し合い、理解し合い、尊重し合っています。そのため、トラブルの発生を未然に防ぐことができ、仮にトラブルが発生してもチームのメンバーがお互いにサポートしながら、その処理に当たることができるため、メンタルヘルスの悪化を防ぐことができます。
　良いチームワークづくりの第一歩はお互いのこと、お互いの仕事を良く知ることです。職場では、相互理解のための機会や、コミュニケーションを増やすための環境を整えることが大切です。

どのように取り組むか（改善の具体的方法）
□チームワークづくりをすすめるために、同一チーム内で話し合って作業を分担し合い、必要ならローテーションを組んで、互いに作業内容を見えやすくします。
□メンバーで懇親の場を設け、お互いを理解するための機会を増やします。
□年次有給休暇や休みの取得の見通しをお互いに知らせ合い、相互にサポートし合える体制を整えます。

追加のヒント
○情報は、見やすい場所を定めて、定期的に全員に見てもらうように周知します。
○支障のない範囲で（個人情報に配慮しながら）、私生活を含む個人スケジュールを職場共有のスケジュールボードに、数カ月先まで記入するようにします。
○職場の目標を明確にし、わかりやすい言葉でメンバーに伝えます。
○「あの人にしかわからない」仕事を減らし、サブのスタッフあるいは職場メンバーで情報を共有します。

E　職場内の相互支援

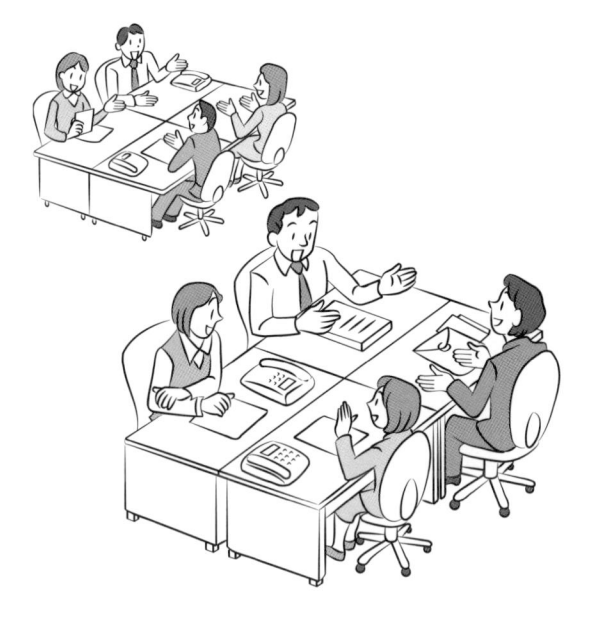

アクション 23 − 1
チームワークづくりをすすめるために、同一チーム内の作業を分担し合い、必要ならローテーションを組んで、互いに作業内容を見えやすくします。

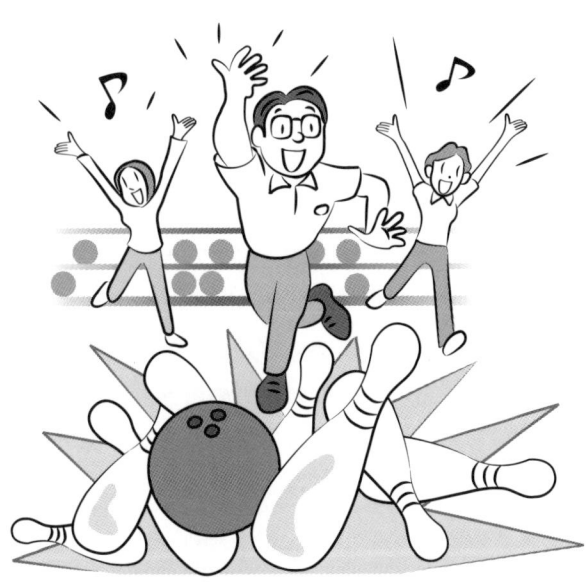

アクション 23 − 2
メンバーで懇親の場を設け、お互いを理解するための機会を増やします。

改善ポイントサマリー

チームの目標を明確にし、お互いを理解し助け合う雰囲気が生まれるための工夫をします。

チェックポイント 24
仕事に対する適切な評価を受け取ることができるようにします

なぜ大切か（対策の意義）
　仕事に対する公正で適切な評価は、部下のやる気（モチベーション）を高め、パフォーマンスを向上させ、メンタルヘルスを良好に保ちます。逆に、頑張っても報われない職場、つまり、努力と報酬とが釣り合わない職場は、心身の健康を悪化させることが、これまでの研究で明らかにされています。

　したがって、働く人たちの心身の健康を良好に保つには、仕事に対する評価を、実績にもとづいて、納得できる形で、タイミングよく受け取れるような配慮が必要です。つまり、「頑張ったら報われる」「働きぶりが正当に評価される」仕組みや環境づくりが大切と言えます。

どのように取り組むか（改善の具体的方法）
□仕事に対する評価基準をあらかじめ文書で明示し、公平な評価ができるようにします。
□昇進や昇格のための基準を明確にし、周知されるようにします。
□休日出勤に対しては、きちんと代休が取れるように配慮します。
□評価結果について意見を述べたり、異議を申し立てられる機会を設定します。
□評価結果を、迅速にタイミングよく受け取ることができるように工夫します。
□職場ごとに、がんばった労働者に対する独自の表彰制度を設けます。。

追加のヒント
○評価の精度を高めるために、上司だけでなく、同僚・顧客など複数の方位から評価を行う多面的評価制度（360度評価）を導入している企業もあります。評価を正しく行うための上司トレーニングも有効です。
○評価は期ごとの達成度の評価のほか、途中経過の評価や、ほめたり、ねぎらったり、お礼をいったりするなどの日常的な評価があります。例えば、日頃から積極的に口に出して、部下の努力をねぎらったり、部下をほめるようにすることも、評価の改善につながります。

E　職場内の相互支援

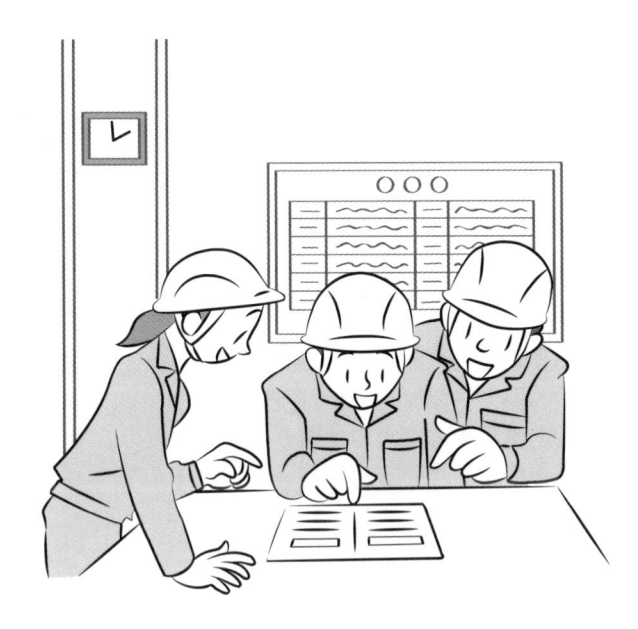

アクション 24 - 1
仕事に対する評価基準をあらかじめ文書で明示し、公平な評価ができるようにします。

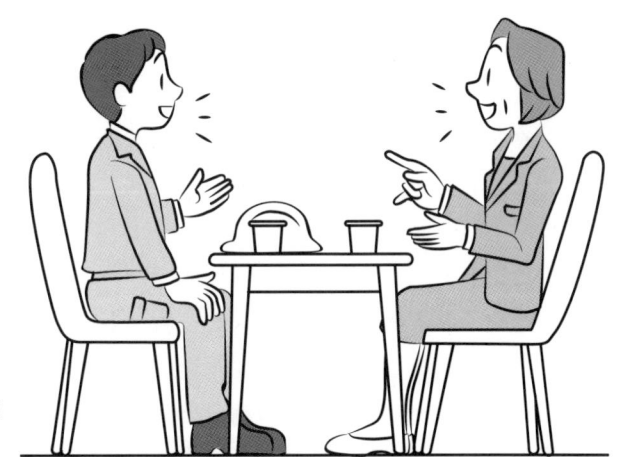

アクション 24 - 2
評価結果を、迅速にタイミングよく受け取ることができるように工夫します。

改善ポイントサマリー

仕事に対する評価を、実績にもとづいて、納得できる形で、タイミングよく受け取れるようにします。

チェックポイント 25
職場間の相互支援を推進します

なぜ大切か（対策の意義）
　事業場や組織全体の仕事をスムーズにすすめるためには、それぞれの職場内の支援体制だけでなく、異なった職場間の支援体制を充実させることも重要です。職場間の支援体制が十分でない組織では、情報やモノの流れが悪くなるため、職場内の問題が放置されたり、トラブルが頻発したり、納期が遅れたり、ある職場でのトラブルの経験が別の職場で活かされなかったりします。

　職場間の相互支援をすすめるうえで最も大切なことは、各職場でどんな仕事を誰が行っているかを理解し、お互いの仕事を尊重し合うことです。組織の中には、いわゆる「花形の仕事」を担当する職場もあれば、「裏方の仕事」を担当する職場もあります。

　それぞれのメンバーが、異なる職場の仕事を理解するための仕組みをつくったり、相互交流するための機会を設けることによって、職場間の相互支援は促進されます。

どのように取り組むか（改善の具体的方法）
□組織（事業場）のトップは、各職場の仕事内容とその重要性を、すべてのメンバーが認識できるようにします。
□職場間の定期的なミーティングを通じて、事業場の活動全体の中で、各職場の業務の位置づけが常に明確になるようにします。
□職場間の各種の会議や定期的な連絡を通じて、重要な情報を事業所全体で共有できるようにします。
□インターネットやイントラネットの掲示板、広報誌、メーリングリストなどで、重要な情報を共有できるようにします。

追加のヒント
○広報誌やイントラネット、インターネットなどを通じて、各職場の仕事内容やメンバーを紹介することも、職場間の相互理解につながります。
○職場対抗スポーツ大会などの機会を持つことも、他の職場との相互理解を深め、支援し合える雰囲気を作るのに役立ちます。

E 職場内の相互支援

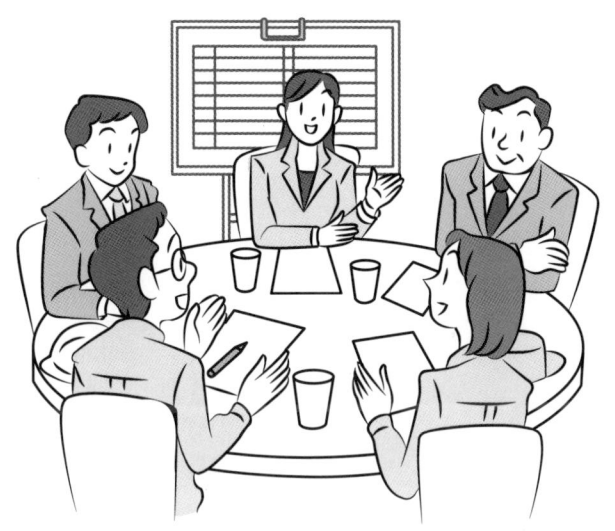

アクション 25 – 1
職場間の定期的なミーティングを通じて、事業場の活動全体の中で、各職場の業務の位置づけが常に明確になるようにします。

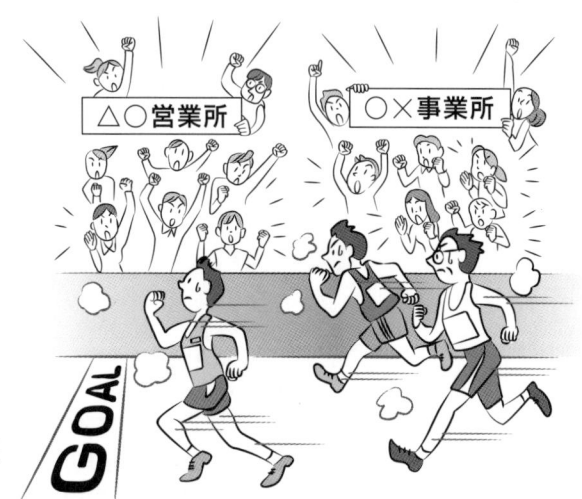

アクション 25 – 2
職場対抗スポーツ大会などの機会を持つことも、他の職場との相互理解を深め、支援し合える雰囲気を作るのに役立ちます。

改善ポイントサマリー

職場やグループ間で、作業がしやすくなるように相互支援を推進します。

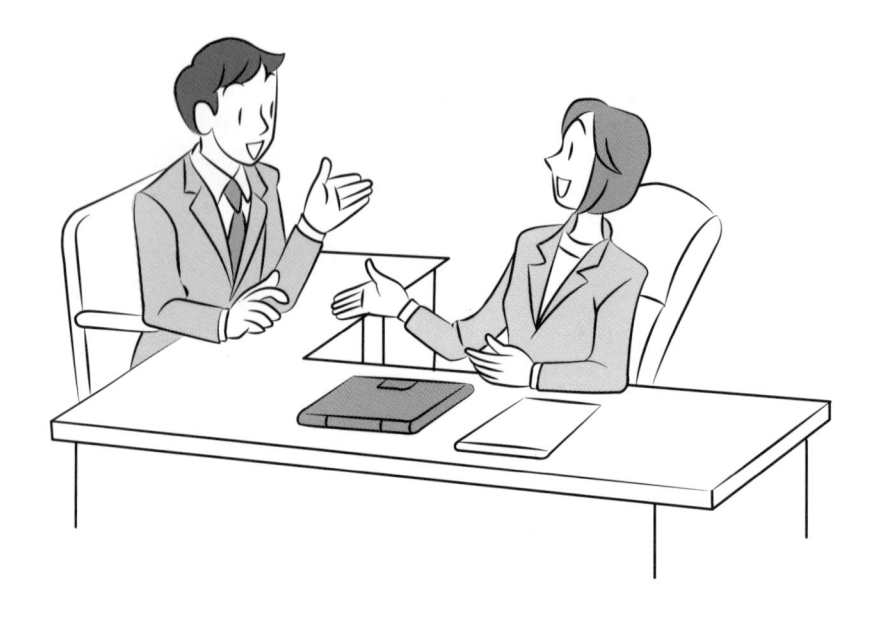

F　安心できる職場のしくみ

メンタルヘルス改善に役立つ点

　安心して働いていくためには、心の悩みなどについて気がねなく相談できる窓口・体制があるなどの健康管理体制の充実は欠かせない点となります。

　加えて、昇進や昇格の機会が公正か、仕事の今後の見通しの透明度は十分か、などの組織的な仕組みが確保されていることは、安心して働くためのもうひとつの大事な点となり、急激な組織の変化に対応していく際にも重要なポイントといえます。さらに、仕事での目標や作業の位置づけ、昇進の方針などがメンバーに明確に伝えられていることは、個人の職務遂行能力を高めていくための支援につながります。

　このような通常時からのケアに加えて、突発的な事故の際、緊急時のケアや心のケアが受けられる体制を整えておくことも、大切な点となります。

現場で取り組む改善案

26. 心の健康や悩み、ストレス、あるいは職場内の人間関係などについて、気がねなく相談できる窓口または体制を確保します。
27. セルフケア（自己健康管理）に役立つ情報を提供し、研修を実施します。
28. 組織や作業編成の変更など職場の将来計画や見通しについて、ふだんから周知されているようにします。
29. 昇進・昇格のモデル例や、キャリア開発のための資格取得機会の有無や時期が明確にされ、公平にチャンスが与えられることを労働者に伝えます。
30. 突発的な事故が生じた時に、緊急時のケアや心のケアが受けられるように、あらかじめ職場内の責任者や産業保健スタッフ、あるいは社外の専門家との連絡体制や手順を整えておきます。

チェックポイント26
個人の健康や職場内の健康問題について相談できる窓口を設置します

なぜ大切か（対策の意義）
　安心して働いていくためには、心の悩みなどについて気がねなく相談できる窓口・体制があるなどの健康管理体制の充実は欠かせない点となります。心の悩みだけでなく、職場内の人間関係やストレスなどについて相談できる窓口（連絡のとり方、あるいは場所）があることは、働いていくうえでの安心感につながります。

　相談窓口を設置するうえでは、個人情報の保護に十分留意しつつ、労働者、管理監督者等、家族等からの相談に対して適切に対応できる体制を整備するのが望ましいと考えられます。

　また、相談窓口と相談方法、相談可能な日時などの相談体制は、社内報やホームページ、電子メールなどで、定期的に労働者に伝えられているとよいでしょう。

どのように取り組むか（改善の具体的方法）
☐心の健康や悩み、ストレス、あるいは職場内の人間関係などについて気がねなく相談できる窓口を確保します。いつ、どこへ連絡をとればよいか、またプライバシーが守られることを明示しておきます。
☐社内での相談体制が適切に労働者に知らされ、社内窓口での相談内容・情報が適切に取り扱われるなど安心できる体制づくりを行います。
☐社内での相談体制（相談窓口、相談方法、相談可能な日時など）について、定期的に労働者に周知する機会を持ちます。
☐社内にメンタルヘルス相談窓口を設置します。

追加のヒント
○相談窓口の設置だけでなく、電子メールや電話など相談方法についても検討します。
○労働者が気軽に相談しやすいように、健康に関わる情報を適宜提供するなどの体制を整備します。
○必要に応じて、社外の相談窓口につないでいくことができるネットワークを整備するようにします

F　安心できる職場のしくみ

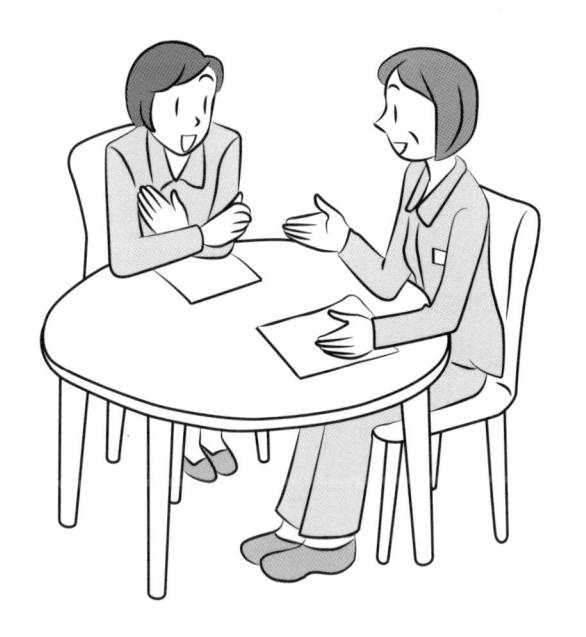

アクション 26 − 1
心の健康や悩み、ストレス、あるいは職場内の人間関係などについて気がねなく相談できる窓口を確保します。いつ、どこへ連絡をとればよいか、またプライバシーが守られることを明示しておきます。

アクション 26 − 2
労働者が気軽に相談しやすいように、健康に関わる情報を適宜提供するなどの体制を整備します。

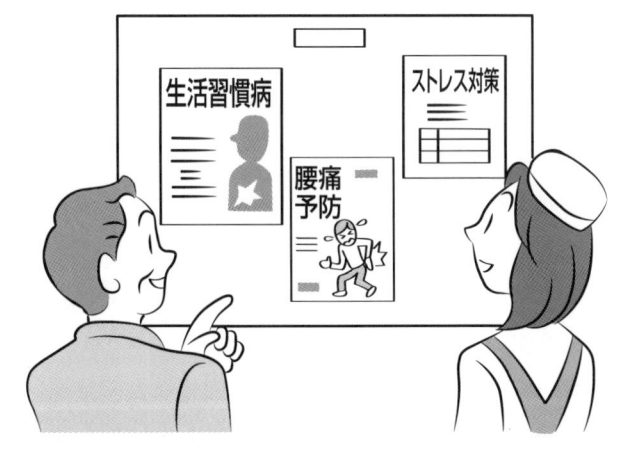

改善ポイントサマリー

心の健康や悩みについて、気がねなく相談しやすい窓口を確保して、十分に周知します。

チェックポイント 27
セルフケアについて学ぶ機会を設けます

なぜ大切か（対策の意義）
　厚生労働省は、2006 年に公表した「労働者の心の健康の保持増進のための指針」の中で、事業場において事業者が講ずるように努めるべきメンタルヘルスケアとして、4 つのメンタルヘルスケアの推進をあげています。

　そのうちの 1 つに、ラインのケアなどと並び"セルフケア"があげられています。セルフケア（自己健康管理）について学ぶ機会を設けることで、労働者が心の健康についてより正しい知識を持つことができるだけでなく、心の健康に関する理解をより深めることができるでしょう。このことにより、自分自身や、上司・部下など周囲の人たちが自覚するストレスに早めに気づくことができるようになることが期待されます。さらに、情報提供だけでなくセルフケア教育・研修等の機会を設けることで、社員一人ひとりがストレスへの上手な対処法を身につけ、早めにストレスに対処できるようになることが望ましいと考えられます。

どのように取り組むか（改善の具体的方法）
☐セルフケア（自己健康管理）に役立つ情報を提供します。
☐セルフケアについての教育・研修等を実施し、ストレスへの気づき、ストレスへの上手な対処法などについて学ぶことのできる機会を設けます。
☐保健指導の内容をさらに充実させ、ストレスへの気づきなどセルフケアについての情報を盛り込むなど工夫をします。

追加のヒント
○研修を実施する際に、情報提供だけでなく実技・ワーク形式にするとより受講者の関心を高めることができるでしょう。
○研修対象を全体にする、階層別にする、部署別にするなどの工夫をすることで、より内容を深めていくことができるでしょう
○ホームページや電子メール・社内報などで定期的に情報を発信することで、セルフケアについて学ぶ機会を提供することもよいでしょう。

F 安心できる職場のしくみ

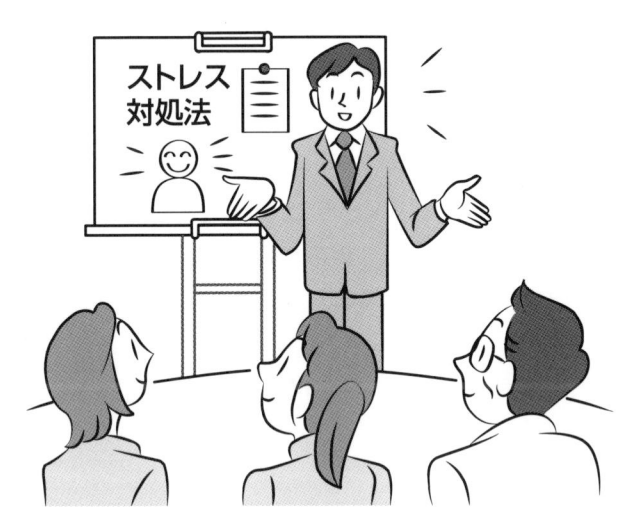

アクション 27 − 1
セルフケアについての教育・研修等を実施し、ストレスへの気づき、ストレスへの上手な対処法などについて学ぶことのできる機会を設けます。

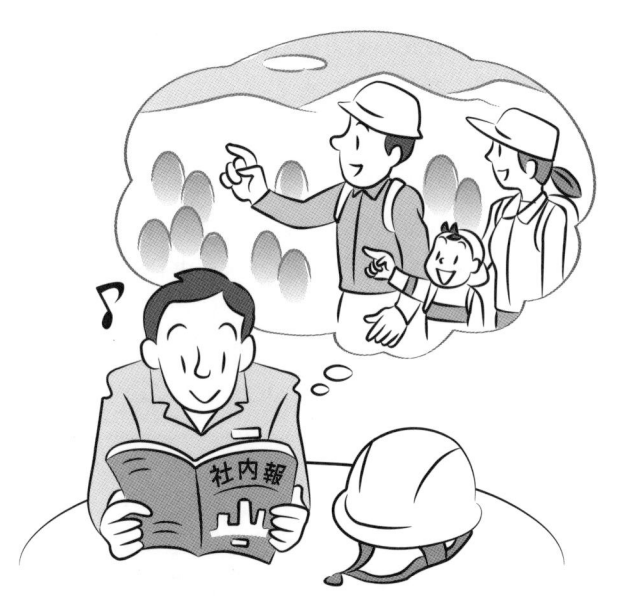

アクション 27 − 2
ホームページや電子メール・社内報などで定期的に情報を発信することで、セルフケアについて学ぶ機会を提供することもよいでしょう。

改善ポイントサマリー

> セルフケアに役立つ情報を提供し、ストレスへの気づきやストレスへの上手な対処についての知識をより深められるような教育・研修を実施します。

チェックポイント 28
組織や仕事の急激な変化にあらかじめ対処します

なぜ大切か（対策の意義）

　組織の縮小や人員削減などの組織の急激な変化はもちろんのこと、たとえ、人員増加などの組織拡大であっても、急激な組織の変化は、組織を構成する労働者の健康に悪影響を及ぼすことが、これまでの数多くの研究から指摘されています。

　このことの理由のひとつには、次のことが考えられています。つまり、人々が新しい環境へ適応するには相応の時間とプロセスとが必要となりますが、組織の変化が急激に生じた場合には、それらの変化に人間の適応が追いつかなくなるのです。そのため、特に、組織の急激な変化にあらかじめ対処をするために、前もって、組織や作業編成の変更、職場の将来計画、見通しなどについて、組織の上層部から労働者に対して十分に説明が行われていることが大切です。さらに、双方で十分なコミュニケーションの場を持つことで、労働者の公平感や納得感につながり、さらには職場への適応へとつながることが指摘されています。

どのように取り組むか（改善の具体的方法）

☐組織や作業編成の変更など、職場の将来計画や見通しについて、ふだんから労働者に周知されているようにします。
☐組織の方針や作業編成、業務について、組織の上層部と労働者との間で十分なコミュニケーションの場を持てるようにします。
☐組織構成や作業内容、業務分担などについて、わかりやすいように図表化して職場に掲示するなどの方法を工夫し、労働者にわかりやすいように周知します。
☐結果だけでなく、仕事の進捗について適宜情報共有の場をもつことで、プロセスを共有できるようにします。
☐職場の異動や転勤などの際には、仕事のすすめ方を学ぶ体制を整えます。

追加のヒント

○組織や作業内容の変更、将来の見通しなどについて情報提供するようにし、なぜそのようになったのかなどについての情報も提供するようにします。
○これらの情報は、職場メンバー全員にきちんと伝わるようにします。
○周知の方法については、一方通行の提供だけではなく双方向でコミュニケーションの場を持つ、不安を持つ労働者がいれば個別に伝えるなど、工夫します。
○日頃から労働者に資格取得や自己啓発の機会を提供し、組織や仕事の将来の変化に対応する準備をしておきます。

F　安心できる職場のしくみ

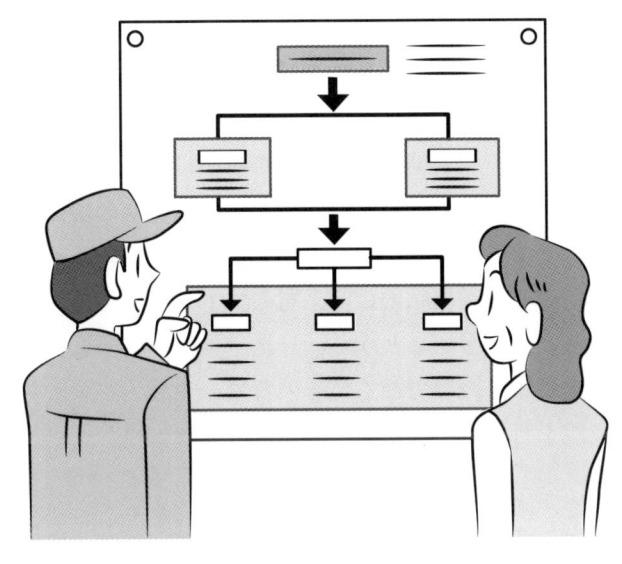

アクション 28 − 1
組織構成や作業内容、業務分担などについて、わかりやすいように図表化して職場に掲示するなどの方法を工夫し、労働者にわかりやすいように周知します。

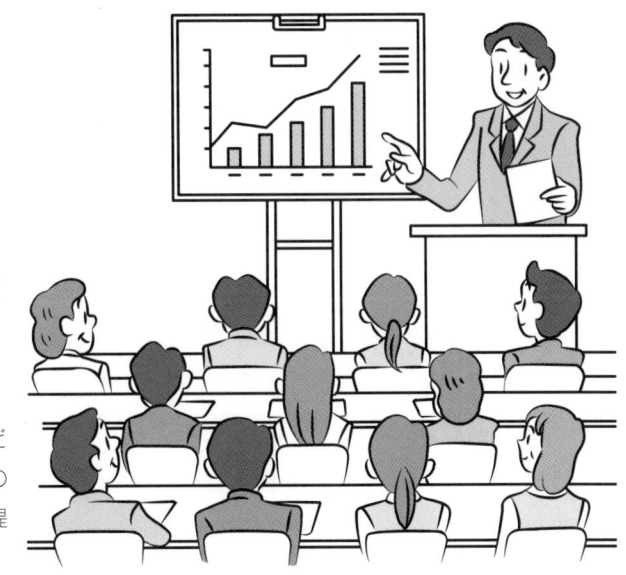

アクション 28 − 2
組織や作業内容の変更、将来の見通しなどについて情報提供するようにし、なぜそのようになったのかなどについての情報も提供するようにします。

改善ポイントサマリー

> 組織や作業編成の変更、将来の見通しについて、ふだんから労働者に周知されているような体制を整えます。

チェックポイント29
昇進・昇格、資格取得の機会を明確にし、チャンスを公平に確保します

なぜ大切か（対策の意義）
　仕事での目標や作業の位置づけ、昇進の方針などが公平で、かつ、メンバーに明確に伝えられていることは、個人の職務遂行能力を高めていくための支援につながると考えられます。

　さらに、昇進・昇格の機会が公平であることや、資格取得の機会が明確に示されており、このような状況に労働者が満足感を自覚している場合には、たとえ仕事のストレス要因を自覚している場合でも、心の健康状態が低下することが少なく、十分に保たれていることが、これまでの研究からも示されています。心の健康状態は、上司のマネジメント方法や部下の対応についての満足感とも関係することが多いことから、昇進・昇格、資格取得などの機会の公平性について、ただ情報を提供するだけでなく、その背景や意義・プロセスも含めて、納得できるように工夫して説明を行うことも大切と考えられます。

どのように取り組むか（改善の具体的方法）
□昇進・昇格のモデル例や、キャリア開発のための資格取得機会の有無や時期が明確にされ、労働者に十分に周知されているようにします。
□昇進・昇格の機会や資格取得の機会は、労働者に公平にチャンスが与えられることが、伝えられているようにします。

追加のヒント
○伝えた内容が、透明性・公平性をもって伝えられているか、必要があれば、直接対話を持ち、本人の納得感が得られているか確認をしてもよいでしょう。
○昇進・昇格、資格取得などの機会に変更があった際には、その理由やプロセスなども含め、公平性が十分に伝わるように留意しましょう。
○昇進・昇格の公平性が十分に労働者に伝わるよう、通常から仕事の目標や作業の位置づけなどについて、上司と部下とが一緒に確認をしておくことが大切でしょう。

F　安心できる職場のしくみ

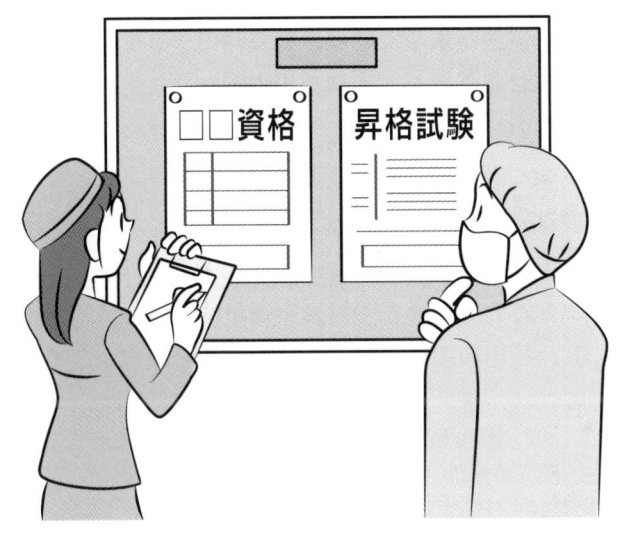

アクション 29 - 1
昇進・昇格のモデル例や、キャリア開発のための資格取得機会の有無や時期が明確にされ、労働者に十分に周知されているようにします。

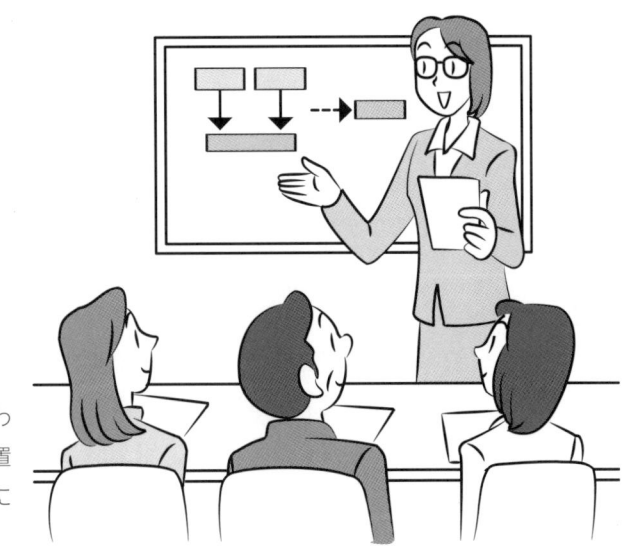

アクション 29 - 2
昇進・昇格の公平性が十分に労働者に伝わるよう、通常から仕事の目標や作業の位置づけなどについて、上司と部下とが一緒に確認をしておくことが大切でしょう。

改善ポイントサマリー

> 昇進・昇格のモデル例や、資格取得の機会が明確にされ、その公平性が労働者に十分に伝えられているようにします。

チェックポイント30
緊急の心のケアをします

なぜ大切か（対策の意義）
　通常時からの心のケアに加えて、突発的な事故が生じた時に、緊急時のケアや、緊急時の心のケアが受けられるような体制を整えておくことも、大切な視点となります。

　緊急事態が発生した際に、その時点で外部の相談窓口を探してもなかなか見つからない、どう対応してよいかわからないと混乱するなどの事態に陥ることは考えられ得ることです。緊急事態に備えて、通常時から、社内での対応責任者、連絡先、連携体制などについて明確にしておくことは大切です。また、このような体制は図などにして、すぐ目に付くところにおいておくとよいでしょう。さらに、社外の専門家との連携を通常時から行っておき、緊急時の連携体制や手順について明確にし、社内の関係部署で必要な情報をあらかじめ共有しておくことも大切です。

どのように取り組むか（改善の具体的方法）
□緊急に対応する必要のある事態や事例が生じた時に、緊急時のケアや心のケアが受けられるように、あらかじめ職場内の責任者や産業保健スタッフ・人事労務担当者など、社内の連携体制や手順を整えておくようにします。
□突発的な事故や緊急事態に備えて、社外の専門家との連携をはかり、連携体制・手順を整えておくようにします。
□夜間など産業保健スタッフ・人事労務担当者等が不在時の対応についても、連携体制を整えておくようにします。

追加のヒント
○突発的な事故や緊急事態が発生した際、職場内および各部署の責任者はどの人になるかについてなど、情報を事前に関係者で共有しておくとよいでしょう。
○社内外の連携体制や手順については、緊急時に活用しやすいような図表にまとめておき関係者のすぐに目に付く場所においておくとよいでしょう。
○緊急時の心のケアについて必要時に実施できるよう、職場の責任者やキーとなるスタッフに、事前に研修を実施します。

F　安心できる職場のしくみ

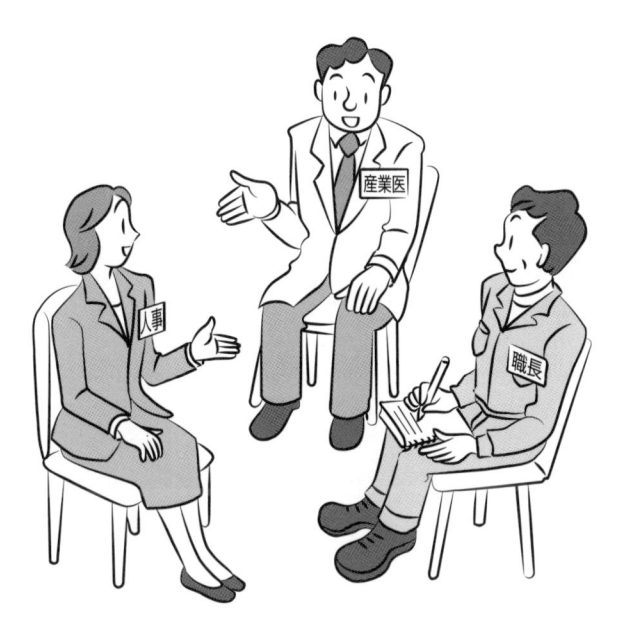

アクション 30 − 1
突発的な事故が生じた時に、緊急時のケアや心のケアが受けられるように、あらかじめ職場内の責任者や産業保健スタッフ・人事労務担当者など、社内の連携体制や手順を整えておくようにします。

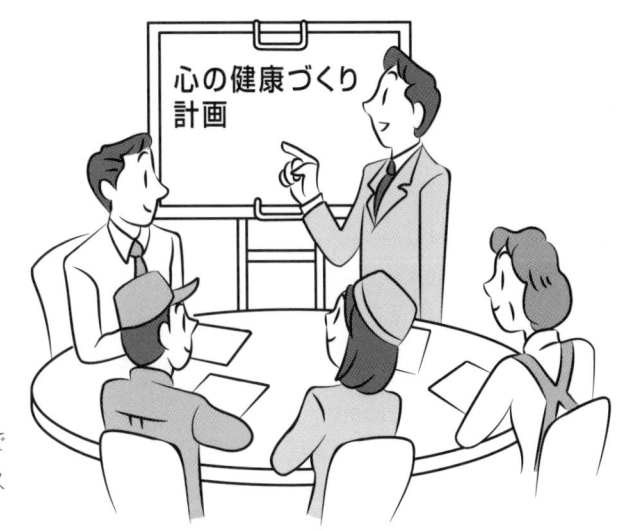

アクション 30 − 2
緊急時の心のケアについて必要時に実施できるよう、職場の責任者やキーとなるスタッフに、事前に研修を実施します。

改善ポイントサマリー

突発的な事故や緊急事態に備えて、あらかじめ職場内の責任者や産業保健スタッフ・人事労務担当者、社外の専門家との連携体制・手順を整えておくようにします。

4 「職場環境改善のためのヒント集」を用いた職場環境改善のすすめ方

1.「職場環境改善のためのヒント集」活用の場面

「職場環境改善のためのヒント集」(メンタルヘルスアクションチェックリスト、以下「ヒント集」という) を活用する場面として、**表1**のような場面が挙げられます。

グループ討議を行うに当たっては、①6つの領域にわたって幅広く総合的に取り上げること、②小グループで活き活きとした討議を行うこと、③各職場にもすでにある良好事例を大切にして話し合いをすすめること、に留意します。

2. 職場環境改善のステップ

グループ討議を織り込んだ職場環境改善の基本ステップは、**表1**のいずれの場面にも共通しています。骨子となるすすめ方は、**図1**の4つのステップをとることが効果的です。各ステップでグループ討議を行います。

図1に示すように、

① 多面的に積極的に職場環境を改善していくことを目標にして、まず職場の既存の良好事例を確認することが出発点になります。

② 第2ステップで、チェックリストの項目を参考にして、職場で実施可能な改善策をグループ討議することにより、具体的な改善策の提案にまとめるようにします。

表1 「ヒント集」の活用場面の例

職場の情報収集と合意形成に	安全衛生委員会や職場内のミーティング、活動計画討議などで、良好事例と取り組み課題を討議するさいの討議ツールとして用います。実施可能な職場改善を行う合意形成に役立ちます。
複数グループによる研修に	ヒント集を使った職場環境改善の研修で、複数グループの討議に用います。グループ討議で、職場ストレス低減における良い点と改善点とを挙げて報告し合い、改善提案をまとめます。
部署ごとの改善の取り組みに	部署ごとに具体的な改善を行う取り組みに際して、ミーティングでグループ討議を行う際に利用します。この場合も、ヒント集をもとに良い点と改善点とを挙げ、改善提案に集約します。

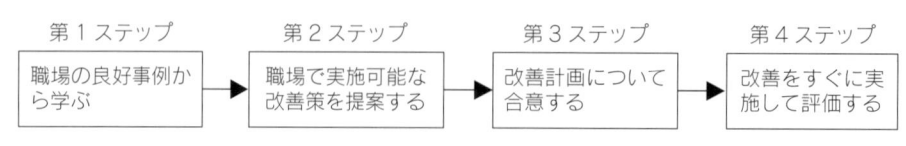

第1ステップ 職場の良好事例から学ぶ → 第2ステップ 職場で実施可能な改善策を提案する → 第3ステップ 改善計画について合意する → 第4ステップ 改善をすぐに実施して評価する

図1 職場環境改善の4つの基本ステップ

③ このグループ討議結果をもとに、改善計画について合意します。この合意には、具体的な改善策の実施が含まれ、職場内で改善を広めていく計画についての合意も含まれます。

④ 最後のステップで、その改善計画の実施とそのフォローアップを行います。成果を記録に残します。実施結果の評価もグループ討議によって行うことが重要です。

これらの改善活動の前後で、ストレス調査や労働者の満足度、改善ニーズの調査、「ヒント集」の集計などを行って、その効果評価を行うようにします。

3. 具体的なグループ討議の実施方法の例

グループ討議の実施方法は、上述の職場環境改善のすすめ方にそって、良好事例の確認、現場の良い点と改善点の洗い出し、改善提案のまとめ、実施計画とフォローアップ予定の確認の順に構成することが勧められます。

まず、事前の準備として、職場概要を参加者が共通して理解できるように、ヒアリングなどによって職場で取り組んだストレス対策や改善したいところ、最近の取り組みについて情報を集めて、参加者に提供します。

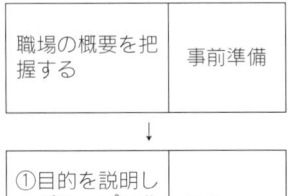

職場の概要を把握する	事前準備	作業方法、労働時間、作業負担、健康状態、生産性、職場の雰囲気などについて、ヒアリングなどで情報を集めておきます。仕事のストレス調査結果も参考にします。必要なら対象職場を巡視します。
↓		
①目的を説明しグループに分かれる	5分	これから行う職場環境等の改善提案を作成するためのグループ討議の目的、すすめ方、時間配分について説明します。4〜8名程度の小グループに分かれ、各グループ内で進行役、発表係を決めます。
↓		
②「ヒント集」を使った点検	20分	現状で働きやすい点、働きにくい点に注目して意見交換しながら、小グループとして、「ヒント集」を使いながらチェックリスト項目に記入します。各自のチェック結果にもとづいて 1）すでに行われている良い工夫や改善事例を、3つほど挙げます。 2）次に、新しい改善点を3つほどにしぼり、合意します。
↓		
③グループ討議結果の発表	5分	各グループが良い点3つ、とりあげるべき改善点3つを報告します。模造紙やホワイトボードの活用、書画カメラや液晶プロジェクターなど発表用の機器などを利用します。
↓		
④全体討議	10分	全体討議を行って、管理監督者や産業保健スタッフの助言も得ながら具体的な改善提案をまとめます。
↓		
フォローアップの計画	10分	提案された改善の実施計画と予定表を作成します。職場の全員が見ることができるようにしておき、活動報告会の予定を伝えます。

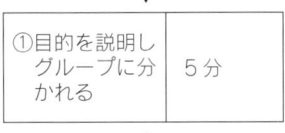

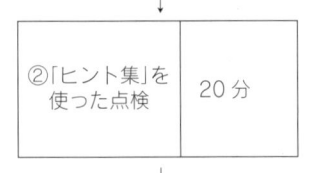

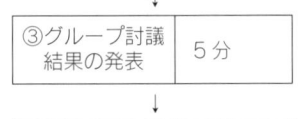

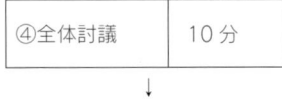

(時間は目安です)

図2 「ヒント集」を使用したグループ討議のすすめ方の例

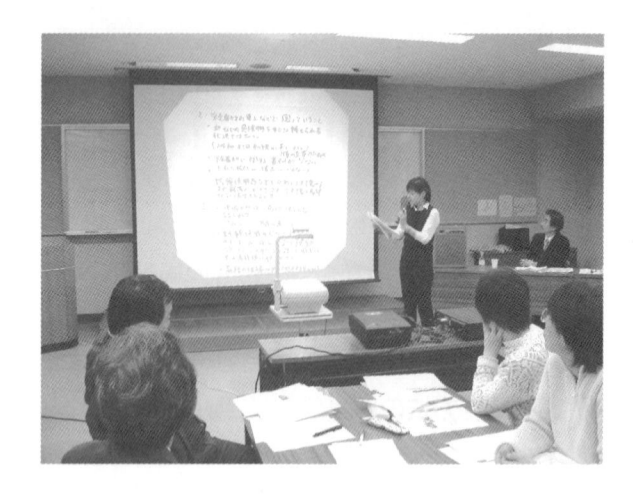

グループ討議の開始に当たって、討議の目的と意義について説明を行い、小グループに分かれます。具体的な時間配分のスケジュールを作って、それに沿ってきぱきと進行するようにします。進行役が、全体の進行の手順と時間配分についてよく理解していることが必要です。

　「ヒント集」を利用したグループ討議の代表的な実施方法を述べると図2のようになります。このグループ討議は、上記の職場改善ステップの第2ステップに当たりますが、他のステップにおけるグループ討議もほぼ同じように構成することができます。ミーティングや研修などで時間的制約がある場合、良好事例の検討と計画作成とを含めて、一度の会合でステップ3とステップ4をまとめるようにします。

4.「ヒント集」の活用を継続的な改善につなげるために

　この「ヒント集」を用いた活動の目標は、参加者が自分の職場にもある良好事例と実施可能な改善策とを知って、職場の仲間と積極的に改善にかかわれる具体的な機会をもつことにあります。「ヒント集」をツールに、グループ討議と提案発表を実際に行うことによって、具体的な職場環境改善が提案できることを実感できます。メンタルヘルスに関する改善では、ともすればメンタルヘルスに関する問題は微妙で専門的・技術的な内容で取り組みにくいと受け取られがちです。しかし、職場の人たちが知恵を出し合えば具体的に取り組めることを実体験していくことで、継続的な改善につなげることができます。

　グループ討議を織り込んだ「ヒント集」利用の研修は、1時間から1時間半ほどの時間枠があれば、行うことができます。ミーティングや、研修の場に、「ヒント集」を使う時間枠を取って試行してみることをお勧めします。具体的な提案が行われるなら、さらにその成果と良好事例を報告する場を確保していくようにします。職場の状況に合わせた「ヒント集」の活用を図っていくようにしましょう。

　「ヒント集」を活用してメンタルヘルスのための職場環境改善を行ううえで有用なヒン

トを挙げてみます。

> ① 参加者自身や自分たちの職場の経験を引き合いに出すこと：職場にある経験に力点をおきます。
> ② 具体的な良好事例をあげること：身近な事例を利用し紹介することが重要です。
> ③ よい点をまず討議し、それから必要な改善点について討議すること：ポジティブな視点を重んじます。
> ④ 問題点や弱みから始めるよりも、小さくとも職場にある成果や強みから始めること：ポジティブな視点です。
> ⑤ 進行役が教師になるのではなく、助言者になること：反応を確かめ合って対話をすすめます。

　こうした研修や、ミーティング時の討議は、そのときだけに終わらせずに、フォローアップ活動を行うことが重要です。優先的に実施する改善提案について、実際に取り組むように予定を立てるとともに、次のフォローアップ会議の期日を定めておくことが必要です。職場の管理監督者の意見を反映させて、討議の結果にそって職場の改善が各領域にわたって取り組まれるように努めます。

　討議結果、改善計画とその実施成果を記録しておくことが大事です。必要なら、管理監督者との合同協議、人事・生産部門と相談して、なるべく多面的に改善が行われるようにすると、具体的な成果につながります。改善活動の評価とフォローアップの方法は、96～97ページを参考にしてください。

5　フォローアップ計画と評価

1．フォローアップ計画

　「職場環境改善のためのヒント集」(メンタルヘルスアクションチェックリスト) を使用したグループワークから、複数の改善項目が挙がることが期待されます。グループワーク中にマークした優先順位をもとにディスカッションを行い、その職場における改善の優先順位を決定します。そして実施計画をたて、対策の実施に移ることになります。

　実際に提案される改善内容には、改善の必要な理由、適用したい場所や実行責任者、改善時期 (実行完了期日) とフォローアップ計画、必要な経費など、できるだけ具体的な提案が盛り込まれることが望ましいとされています。

　フォローアップについては、計画の進捗をチェックする進行表を作成し、決定した内容を盛り込んでおくと有用です。目標期間を定めてメリハリのある活動とするのがよいとされます。事業内容との整合性を取りながら、労働者からの意見等に基づいて適宜計画の見直しを行える余地も残しておきます。定期的な職場環境改善活動報告会等を複数回企画して進捗のペースメーカーにすると有効です。報告会の時間は、短時間で効率的に行うようにします。報告会と記録保存が、成果の確認と見直しの契機となります。実績を披露する交流の場は、良好事例の水平展開を容易にし、部署間で、よい意味での競争意識も高まることが期待されます。

　フォローアップ計画を含めた職場環境改善全体のプロセスを、通常の産業保健活動のなかで進めていけるようにすると実効性が上がります。すなわち、ストレス調査やグループワーク、改善活動期間や報告会等を安全衛生委員会等で年間計画に盛り込んでおくようにします。

2．活動の評価

　評価項目は、方針立案段階で計画されていることが望まれます。すなわち、活動後の評価に資するよう対策の実施前にベースラインの情報を収集しておく必要があります。評価の内容としては、当面の問題 (ニーズ) に関連した評価、プロセスの評価、アウトカムの評価が求められます。

　活動プロセスの評価はパフォーマンスの評価とも呼ばれます。計画された改善対策が、計画どおりに実行されたか、計画どおりにいかなかったのであれば、何が障害となったかを検討し、その後の改善に活かすようにします。評価の指標としては、参加者数の集計や、労働者の聞き取りを活用し、どの活動が、いつ、どこで、誰と、どのくらい行われたかと

いった検証を行います。

　改善活動の効果に当たるアウトカムの評価では、当初目的とした指標が改善したかどうかの結果の評価を行います。アウトカムの評価には、労働者の感想、改善活動前後でのストレス調査結果の動き、健康診断や精神的健康度などの健康関連情報等が用いられます。医療費や疾病休業などに対するストレス対策の効果が表れるのには数年かかることが示されており、こうした指標の改善には、ストレス対策の継続が重要です。また、「ヒント集」の改善前と改善後のチェック項目数、「優先」とされたチェック項目数を数え、比較することで、改善ニーズの評価とすることができます。

　評価の指標としては、数値で表される量的な指標とともに、労働者の意見などといった質的な指標も取り入れることが勧められています。労働者の満足感の高い活動は、継続性が高いと考えられています。

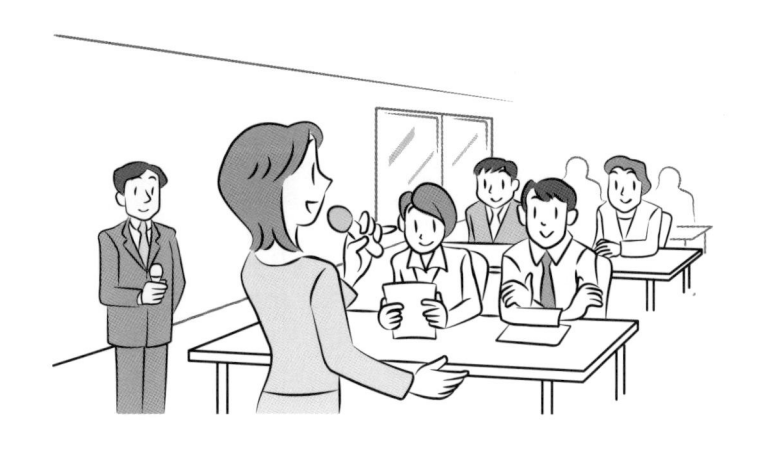

6 参加型1日ワークショップ研修の企画例

1．研修のねらい

「職業性ストレス簡易調査票」を活用しながら、職場環境や勤務形態、職場組織の見直し等、職場環境等の把握と改善が有用であることは多くの実践事例で報告されています。しかし、これらをどのように活用しながら展開していったらよいのかわからないという意見も聞かれます。

第4項（92ページ参照）では、「職場環境改善のためのヒント集」（メンタルヘルスアクションチェックリスト、以下「ヒント集」という）を用いた職場環境改善のすすめ方を示しましたが、ここではその展開方法を実際に体験することで職場への導入が円滑に行えるように企画した参加型の研修を紹介します。この研修は、全課程が約6時間で構成されており、そのカリキュラムと概要は**表1**に示したとおりです。

本研修は、職場環境等を把握し改善する方法を体験するのが目的であるため、「職業性ストレス簡易調査票」や「仕事のストレス判定図」の考え方と使い方、「ヒント集」の使い方について解説し、事業場での事例を紹介する時間も含みます。

表1 「参加型1日ワークショップ研修」のカリキュラム

カリキュラム（時間）	概　要
職業性ストレス簡易調査票の基本的な考え方と使い方　　　　　　　　（70分）	職業性ストレス簡易調査票の基本的な考え方や活用法について演習を交えて紹介する
調査に基づく職場環境等の改善方法についてⅠ～仕事のストレス判定図の見方～　　　　　　　　　　　　（40分）	仕事上のストレス要因を評価し、組織的な対策検討のための情報として活用することができる仕事のストレス判定図について演習を交えて紹介する
職場環境等改善への取り組み事例　　　　　　　　　　　　（80分）	事業場での具体的な事例を紹介する
調査に基づく職場環境等の改善方法についてⅡ～「職場環境改善のためのヒント集」の使い方～（60分）	職場におけるストレス対策に効果的である職場環境等の把握と改善について紹介する
調査に基づく職場環境等の改善方法ワークショップ　　　　　　　　　（110分）	「ヒント集」を用いた従業員参加型の職場環境等の把握と改善について、その手法を実際に体験して習得する

3. グループワークの進め方

以下に紹介するのは、第5項の1.2）で示した「複数グループによる研修」の実施事例であり、本研修のカリキュラム名では、「調査に基づく職場環境等の改善方法ワークショップ」です。

2．事前準備
1) グループ分け

1グループは5名から7名で編成し、1回の研修では5グループ（35名）程度で実施するのが適切です。

2) 課題職場

グループワークを実施するのに必要な対象職場として課題職場を準備しておく必要があります。この課題職場は、実際の事例から、業種、業務内容、年齢層、役職の構成、仕事の判定図結果など、職場の概要を示すのに必要とする最小限の情報を抽出して作成した架空の職場になります。

3) 事前配布物

職業性ストレス簡易調査票、「ヒント集」、課題職場、グループワークの進め方（進行役用）、グループワーク用まとめシート（良い点）および同（改善点）、グループワーク発表用シート

3．グループワークの進め方
グループワークの進め方は**図1**のとおりです。
1) *職場環境等の改善提案を作成するためのグループワークについての説明（20分）*

ここでは、グループワーク全体の進行を担当する者（以下「ファシリテーター」という）が、これから行うグループワークの目的、進め方、時間配分について説明をします。グループワークが始まってから追加説明するのは討議の妨げになるため、討議が始まる

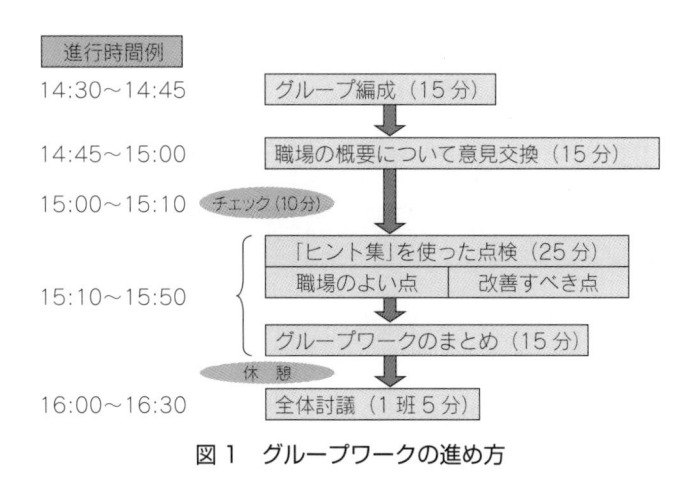

進行時間例	
14:30～14:45	グループ編成（15分）
14:45～15:00	職場の概要について意見交換（15分）
15:00～15:10	チェック（10分）
15:10～15:50	「ヒント集」を使った点検（25分） 職場のよい点／改善すべき点 グループワークのまとめ（15分）
	休憩
16:00～16:30	全体討議（1班5分）

図1　グループワークの進め方

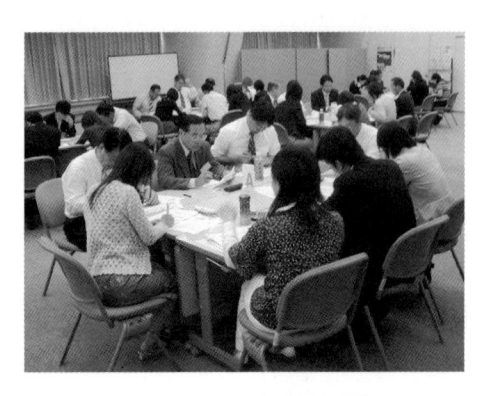

ワークショップの実施風景

前に伝えておく必要があることはすべて盛り込んでおくことが大切です。図1のような進行時間を入れた「グループワークのすすめ方」を進行役に渡しておくとグループワークが円滑に進行できます。

2) グループ編成（15分）

各グループに分かれ、それぞれのグループで自己紹介（名前、所属、業務内容等）を1人2分程度で行います。この時間は、この後の意見交換をすすめやすくするためにも行うとよいでしょう（初めて会う参加者間の緊張をとかすことから「アイスブレーキング」とよびます）。次に、討議をすすめるための役割として進行役、記録係、発表係を決めておきます。進行役はグループ全員が発言するように配慮し、各セクションの時間管理をします（進行時間は厳守するように注意する）。記録係は各人の発言を記録用紙に書きとめます。発表係は全体討議でグループの討議内容を代表して発表します。

3) 課題職場の概要について意見交換（15分）

ここで話し合う課題職場は架空の職場になり、必要最小限の情報を提供しています（2.の2））。そこで、各グループで課題職場に対する共通のイメージを作る必要があります。各自が所属する職場を例に取り上げながら課題職場のイメージを作り上げます。このイメージを作り上げていく中で、課題職場の職場環境等の現状について、働きやすい点、働きにくい点についても意見交換をしておくと良いでしょう。

4) 「ヒント集」を使った点検（10分）

いったんグループによる作業を中断して、各自で「ヒント集」を用いて課題職場の点検を行います。ここでは個人作業により「ヒント集」をじっくり眺めるようにします（表2）。

5) 「ヒント集」を使った点検（25分）

前項で点検した項目について「提案しない」と「提案する」を各自が順番に発表します。記録係は各自の提案をまとめシートに記入します。「提案しない」は、「良い点」の

表2 ヒント集による点検内容

(a) 各項目について「提案する」か「提案しない」を選びチェックする
(b) 重要さと実行しやすさを考慮して優先度の高い項目には「優先」にチェックをつける
(c) 「メモ」欄には良い事例や改善点を記入する
(d) 改善点は具体的なアイデアを記入するが、各自の職場で行われている良い工夫（事例）をあげても良い

ヒント集番号	具体的な良い点／その理由	備考
23	日常的にコミュニケーションがとれる	
	共有情報を提供する心がけをしている。相談できる環境づくりを心がけている	
8	休みが比較的とりやすく、勤務調整がしやすい	
	月間で作業予定を調整している	
5	情報の一元化、共有化ができている	
	朝礼での業務伝達に加えてホワイトボードを利用してフォローする	

図2　グループワーク用まとめシート（良い点）例

ヒント集番号	取り組むべき課題／具体的なアイデア	備考
12	仕事量に偏りがある	
	業務知識に偏りがあるので、OJT、社内研修等でスキルアップを目指す	
19	個人プレーが多く、オープンな雰囲気がない	
	上司／部下および同僚間で、互いに関心を持つ	

図3　グループワーク用まとめシート（改善点）例

表3　ブレーン・ストーミングの原則

```
自由奔放（奔放な発想を歓迎し、とっぴな意見でもかまわない）
批判禁止（どんな意見が出てきても、それを批判してはいけない）
演説禁止（1人の人が話すぎない。参加者すべてが意見を述べる機会を）
大量生産（数で勝負する。量の中から質の良いものが生まれる）
便乗加工（出てきたアイデアを結合し、改善して、さらに発展させる）
```

まとめシート（図2）、「提案する」は、「改善点」のまとめシート（図3）へそれぞれ記入します。「改善点」の中で優先とした項目には備考欄にチェックを入れておきます。
　ここでは、ストレスとなる職場環境等を多面的にみるために、多くの意見を歓迎しま

6 参加型1日ワークショップ研修の企画例

| グループワーク発表用シート | 事例＿＿＿ ＿＿＿班 |

あなたの職場で、快適で働きやすい職場づくりに役立っている良い点3つ（ストレス対策、環境改善対策を含む）	あなたの職場で、これから改善したい点3つ（ストレス対策、環境改善対策を含む）
1　具体的な良い点 / その理由	1　取り組むべき改善点 / 具体的なアイデア
2　具体的な良い点 / その理由	2　取り組むべき改善点 / 具体的なアイデア
3　具体的な良い点 / その理由	3　取り組むべき改善点 / 具体的なアイデア

図4　グループワーク発表用シート

す。そのためにもブレーン・ストーミングの原則（**表3**）にもとづいた進行を心がけます。

6) **グループワークのまとめ**（15分）

「良い点」「改善点」のまとめシートからそれぞれ3つずつ選び、「良い点」ではより良い事例の順に、「改善点」では重要さと実行しやすさを考慮して、優先度の高い順に並べます。また、「良い点」では具体的な良い点とその理由をあげ、「改善点」では取り組むべき改善点と具体的なアイデアを出します。これらの意見を発表用シート（**図4**）に記入し、全体発表の準備をします。

7) **全体討議**（30分）

1グループあたり5分程度でグループワークの内容を発表します。ファシリテーターは、課題職場の特徴と具体的に絞り込んだ改善提案にコメントや助言をして、全体のまとめをします。

7 職場環境改善の取り組み事例

1．電子部品工場における労働者参加型職場環境改善

(1) はじめに

　ある製造業事業場において、人事総務担当者がファシリテーター研修を受け、職場環境改善活動を展開しました。外部の専門家は、ファシリテーター研修、職場ストレス・職場環境改善に関する講習、職場環境改善活動に関する経過発表会に参加しながら、職場環境改善活動を支援しました。本活動では、職場環境改善活動を行う部署と、後に改善活動を行う部署とが無作為に分けられ、活動が労働者の精神的健康度や仕事上のパフォーマンスに与える影響が検討されました。

(2) ストレス対策を目的とした職場環境改善の経過

　電子機器メーカーの電子部品を製造する工場が職場環境改善活動の対象となりました。
① 2005年5月に、当該事業場の人事総務担当者に対して職場環境改善活動についての研修が行われました。
② 2005年7月に、工場の定期健康診断の機会を利用したストレス調査が行われました。
③ 2005年11月に、工場長による「職場環境改善活動開始（キックオフ）宣言」が行われ、ラインのうち無作為に選ばれた機器製造・PC製造・品質保証に関わる部署12部署のうち6部署（職場環境改善群：47名）において、職場ストレス・職場環境改善に関する講義と、これに引き続いてストレス調査結果に基づいた部署毎のグループワークが開催され、改善活動がスタートしました。改善活動項目の立案には、「職場環境改善のためのヒント集」（メンタルヘルスアクションチェックリスト、以下「ヒント集」という）が使用されました。
④ 2006年4月と8月に、改善活動に関する経過発表会が行われました。
⑤ 2006年8月、職場環境改善活動の効果評価を目的としたストレス調査が行われました。

(3) 実行に移された改善活動

　職場環境改善スタート後ほぼ半年間で、**表1**に掲げた改善活動が実行されました。いずれの改善も計画にもとづいて実行され、記録されました。また、改善達成の度合は数値化され評価されました。

表1 実行に移された改善活動

安全確保対策・人間工学的改善	器具・備品の整理整頓 / 保管場所明確化 部品見出し表作成 / 備品のラベル表示 製品入れの多段化改良 / 作業台設置 レイアウト変更による動線の改善 ホコリよけカバー作成 / 検査機のブザー音軽減
部署内外コミュニケーション・連携の促進	作業手順書の適宜更新 全員参加の清掃時間帯設定
作業能率改善	業務に合わせたライン再編 ハンコ導入による手書き仕事減 機器の定期的メンテナンス導入

(4) メンタルヘルス指標に対する効果評価

　職場環境改善活動の効果評価の対照として無作為に選ばれた電子部品を製造する工場のラインのうち機器製造・PC製造・品質保証に関わる5部署（対照群：50名）との間でメンタルヘルス指標に対する効果評価が行われました。職場環境改善群は、対照群に比較してベテランの従業員が多かったのですが、性別、教育歴、職位に差は見られませんでした。

　メンタルヘルスの指標としては、自記式の調査票で精神的健康度と最近1カ月の仕事上のパフォーマンスが測定されました。

　職場環境改善活動の前後で、対照群には精神的健康度の悪化が見られましたが、職場環

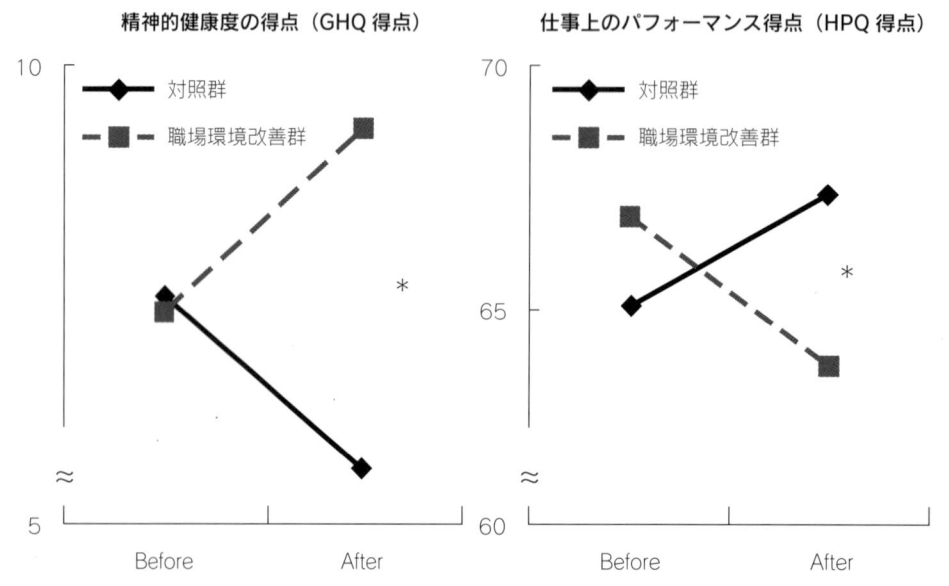

図1　職場環境改善活動前後における精神的健康度の得点（左：GHQ得点。欠損値にはグループの平均値を代入して計算）、仕事上のパフォーマンス得点（右：HPQ得点）の変化（＊；p <.05）

境改善群では得点の改善傾向がありました。一方、仕事上のパフォーマンスは、職場環境改善群で上昇したのに対し、対照群では低下がみられました。統計学的な検討ではどちらも意味のある変化で、「ヒント集」を用いた活動によりメンタルヘルスと職場の生産性が向上することが示唆されました。

(5) まとめ

　無作為に選ばれた製造業ラインにおいて、「ヒント集」を用いながら労働者自らが行う職場環境改善が、労働者の精神的健康度および仕事のパフォーマンス向上に良好に作用することが示唆されました。

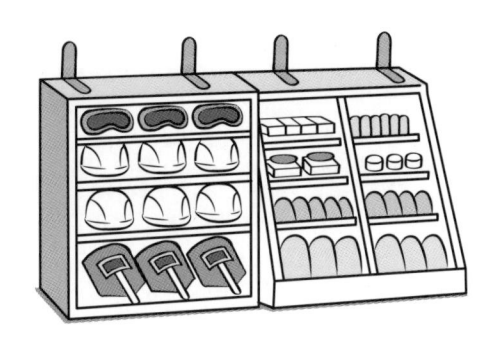

2. メンタルヘルス改善をめざした病院における参加型職場環境改善活動

(1) 医療従事者の心身負担の要因

　医療従事者の安全と健康を考える際、筋骨格系障害やストレス関連疾患などの作業関連疾病の発生には、労働負担と心理社会的要因が深く関連していることが知られています。これらの負担要因には、多様な医療業務に伴う負担のほか、不規則勤務などの勤務体制、医療労働に関連した責任と患者対応に伴うストレス、勤務の階層構造などに関連した人間関係が大きく関わっています（**表1**）。とりわけ医療従事者の心身の健康を害する原因となる心理社会的要因が重要です。

(2) 病院における参加型職場環境改善の経験

　民間の地域中核病院（600床）で、メンタルヘルス対策に重点をおいた参加型職場環境改善に取り組みました。まず、プログラム導入前に、質問紙（職業性ストレス簡易調査票、努力-報酬不均衡モデル調査票等）による職場のストレス診断を実施しました。その後、産業医と看護部、各診療部の担当者によるファシリテーターが、参加型職場環境改善のすすめ方の研修を受け、数度にわたる外部専門家（研究者）との打ち合わせを重ねて、参加型職場環境改善活動を病棟単位で行いました。

　図1には取り組みステップを示しました。具体的にはまず、①なぜストレス対策として職場環境改善を行うか、院内における本活動の目的を明確化して、院長から方針宣言が

表1　看護職のストレス要因
（三木ら2002、他）

1) 勤務の構造 - 長時間労働、不規則な勤務時間、交替制勤務、人員不足、仕事のやりにくさ、疲労を生じやすい作業環境など

2) 医療行為に関連したストレス - 人命への責任、患者の死亡・自殺・自傷、事故（誤薬、転倒、誤嚥、窒息）、判断の難しさ、技術革新、感染・暴力の危険など

3) 対人関係 - 上司・同僚、他職種（ほとんど医師）、患者とその家族など

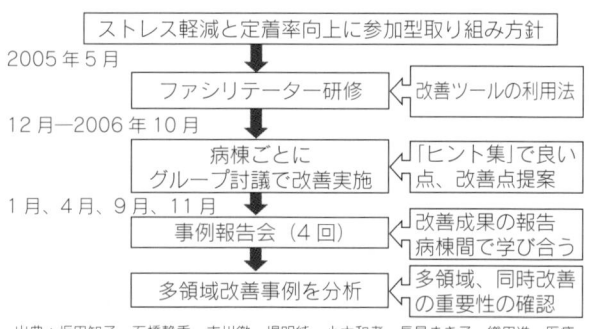

出典：坂田知子、石橋静香、吉川徹、堤明純、小木和孝、長見まき子、織田進、医療機関におけるメンタルヘルス対策に重点をおいた参加型職場環境改善. 労働科学. 2006；82(4)：192-200.

図1　病院における参加型職場環境改善によるストレス対策の取り組み

なされました。次に、②安全衛生委員会での協議を経て、職場環境改善チーム（ファシリテーター）として、看護部と産業医を中心に、リハビリ部、放射線部、薬剤部、事務部等、各部門から担当者が選出され、組織横断的に活動が始まりました。③1年目に、参加型職場環境改善ワークショップを開催し、「職場環境改善のためのヒント集」を用いて、各病棟の担当者による、30分程度の本活動の取り組み方のプレゼンの後、訪問職場の良い点3つ、改善点3つが討議され、今後の職場での取り組み方のヒントを得ました。④ファシリテーターは、担当病棟の職場訪問を繰り返し、良好事例の指摘とともに、師長と連携しながら、担当者からの質問や困っていることに助言をして、病棟でのグループワークによる改善項目の抽出と改善活動を支援しました。⑤職場グループ間で、改善事例報告会を半年から1年の間で3～4回繰り返し、職場交流の各ステップを計画・実施しました。外部専門家は良好事例の収集、分類、提示、報告会の枠組みづくりなどで助言し、病院職員による職場環境改善を支援しました。

　その結果、取り組み1年目に、50件以上の改善が行われ、計4回にわたる活動報告会においてその成果が確認されました。取り組まれた改善内容は、①安全確保対策・人間工学的改善（包帯交換車・検査器具・資材庫の整理整頓／多段棚導入／ラベル表示／作業台設置／作業姿勢と作業の見通し改善（**図2**）など）、②労働時間・勤務時間の再検討（交替制の変更／仮眠設備の増設／休憩時間の確保／リフレッシュ休暇導入による連続休日取得増加）、③部署内外コミュニケーションおよび連携の促進（申し送り改善／リハビリテーション科と病棟の送迎調整）、など多面的な活動が行われました。

　活動の進展につれ、職員の活動に対するコミットメントと改善活動の質が高まりました。特に、スタッフの環境整備への意識向上がすすみ、環境改善チームワークの強化につながったことは、病院幹部からも好評価となりました。また、部門間の協力体制が構築され、病院管理部門の活動に対する評価も高まりました。

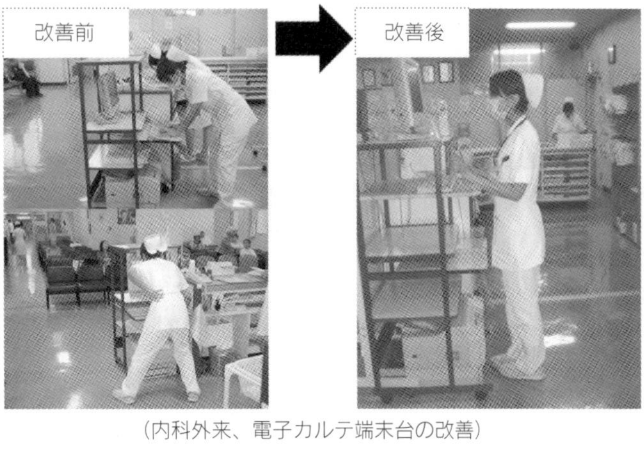

図2　心身負担を軽減できた良好改善事例

（内科外来、電子カルテ端末台の改善）

表2　良好事例にもとづく病院職場で実施しやすい改善アクション5つの領域

(A) 整理・整頓－倉庫の物品整理、見やすいラベルと区分容器、使いやすいカートなど

(B) 作業台－運搬・作業姿勢などの改善、反復作業の点検、作業ミス防止など

(C) 作業環境－安全通路の確保、照明、壁の色、温熱・音対策、薬剤・有害化学物質対策、感染症対策など

(D) 福利厚生－くつろげる休憩室、快適な仮眠室、洗面設備、食堂、受動喫煙防止など

(E) 作業編成－休憩時間の確保、休暇、交替制改善、研修・教育、情報入手、職場間のコミュニケーション、緊急時対策、相談しやすい環境、フォロー体制

(3) 病院職場で行いやすい5つの改善領域

　病院での参加型職場環境改善の取り組みから、実際に行われた改善事例と収集された良好事例を分析し、**表2**に示す5つの領域が現場で行いやすいアクション領域としてまとめられました。

　これらの取り組みから、多様な心身の負担要因に関連した健康障害予防対策として、勤務条件と職場環境を同時に改善していくことが重要と確認できました。労働時間、勤務負担、職場環境とストレス軽減策など労働生活そのものに目を向けて、ストレスの背景となる働き方を改善していく取り組みです。また、医療業務そのものの負担が軽減し、医療ミス防止に役立っている点も注目されました。

　関係者による全体評価では、①病院管理者の理解、②改善活動にコミットできる人材（ファシリテーターおよび各職場単位での担当者）の育成、③良好事例の収集と提示、④定期的な活動報告会等、⑤職場環境改善が行われる枠組みづくり等、が参加型改善活動推進に重要と考えられました。

　医療職場ではチーム作業が主体であり、参加型改善に取り組みやすい条件が一般的に整っていて、実施主体を現場の労働者に位置づけた本手法を展開することで、職場環境改善推進を通じて、職員のメンタルヘルス改善に役立つと考えられました。

参考文献
1) 坂田知子、石橋静香、吉川徹、堤明純、小木和孝、長見まき子、織田進．医療機関におけるメンタルヘルス対策に重点をおいた参加型職場環境改善．労働科学．2006；82(4)：192-200．
2) 堤明純、島津明人、入交洋彦、吉川徹、川上憲人．職業性ストレス調査票と職場環境改善のためのヒント集を活用した職場環境改善．産業ストレス研究．2006；13(4)：211-217．
3) 吉川徹編．メンタルヘルス向上のための医療機関における職場環境改善チェックポイント．川崎：労働科学研究所出版：2009

3. 建設機械メーカーにおけるグループ討議を通じた職場環境等の改善

(1) 職場環境等の改善の概要

 ある中堅建設機械メーカーの事業場のメンタルヘルス対策の一環として、開発部の社員60名に対し職場環境改善を通したメンタルヘルス対策に関するグループ討議の実施を計画しました。グループ討議では、心身ともに明るく健康的な職場づくりのキーマンとなる管理職および社員が、職場環境の改善の視点からメンタルヘルス対策について検討することで、快適に働ける健康的な職場づくりのアイデアを出し合うことを目的としました。

(2) グループ討議による職場改善検討会
1) 職場改善検討会の概要

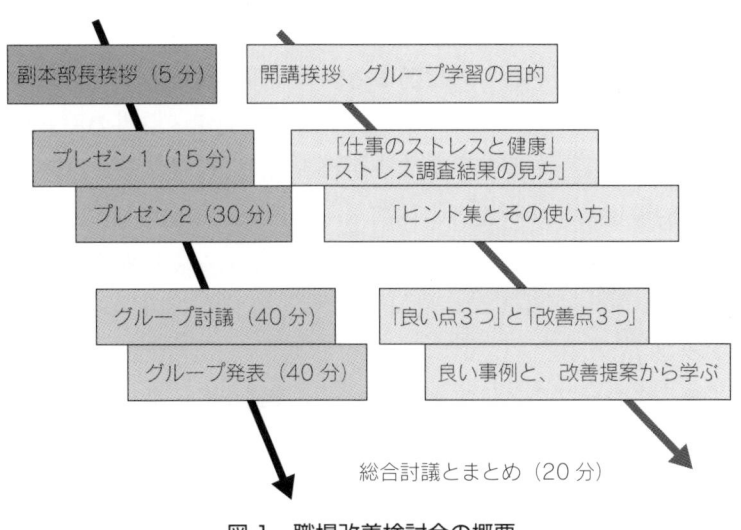

 ①「職業性ストレス簡易調査票」の調査結果のフィードバック、②「職場環境改善のためのヒント集」(メンタルヘルスアクションチェックリスト、以下「ヒント集」という)の利用、③グループ討議、を組み合わせた検討会を企画しました。検討会の企画・立案に当たっては、総務部・開発部の担当者を中心に安全衛生委員会で討議がすすめられ開催に至りました。

 この検討会のタイムテーブルは図1に示すとおりです。2日間にわたり開発部に所属する社員60名全員が参加して各2時間半の検討会を実施しました。講義は外部講師が担当し、約40分のグループ討議のファシリテーターは同事業場の産業看護職、衛生管理者等が務め、第1日目に30名（5グループ）が、第2日目には残りの30名（5グループ）が参加しました。

副本部長挨拶（5分）	開講挨拶、グループ学習の目的
プレゼン1（15分）	「仕事のストレスと健康」「ストレス調査結果の見方」
プレゼン2（30分）	「ヒント集とその使い方」
グループ討議（40分）	「良い点3つ」と「改善点3つ」
グループ発表（40分）	良い事例と、改善提案から学ぶ
総合討議とまとめ（20分）	

図1 職場改善検討会の概要

2） グループ討議の概要

　グループ討議に当たっては、まずそのすすめ方と「ヒント集」の使い方を説明しました。各グループとも、①職業性ストレス簡易調査票の調査結果の解釈と現状把握→②「ヒント集」への記入→③良い点、すでに行われている事例の討議→④改善すべき点の討議、という流れで討議をすすめました。第1、2日目ともに、茶菓が出され、終始和やかな雰囲気で討議がすすみ、なかでも良い点を討議することは話し合いをすすめやすくするようでした。また、各グループのメンバーには、事前に職場の写真を持参するように依頼し、グループ学習時には、写真を見ながら討議を行いました。ストレス調査票の結果の解釈に時間がとられ改善策の討議が十分行えないグループや、改善提案が出にくいグループもありましたが、全般的には、改善提案が多面にわたり提案されました。副部門長も討議に参加し、改善へ向けてのトップの意思表示があった点も良い点でした。

3） 挙げられた改善提案

　良い点として多かったのは、①同僚で相談し合え、上司に相談しやすい雰囲気がある、②働きがいがある、③作業の計画目標作成への参加、④作業しやすい環境・設備、⑤定期的なグループミーティングの開催、資料のファイルや整理・共有化が進んでいる、などでした。今後職場で改善したい点としては、①過大な作業量を見直す、②労働時間の目標値を定め残業の恒常化をなくす、③定期ミーティングでコミュニケーションを良くする、④特定時期に業務が集中しないようにする、⑤個人ごとの作業場所を仕事しやすくする、⑥作業のための情報を入手しやすくするためのツールとルール化、などが挙げられました。

　具体的な改善提案の中には、たとえば、過大な作業量を見直すことに関して、「ノー残業デーの設置」「週1回は17時過ぎに帰る」といった労働時間に関すること、「業務ローテーション」「アウトソーシングできるものの整理」「他社より部品購入」「号機情報に関して開発設計の下流から上流へ、逆方向の情報の流れを作ることで全体の進行状況を把握する」など、開発作業そのものに関する内容や作業の組み立て方に関すること、などが提案されました。その他、①ファイリング方法の充実、資料の引き出し方のしやすさ、机上スペースの確保など開発作業にかかわる人間工学的環境、②昼間の照明の確保など物理的化学的環境、③非喫煙者の休憩場所の確保、休憩時間にBGMを流すなどの福利厚生、などに関しても改善提案が挙げられ、多面的な領域から改善策が提案されました。

4） フォローアップ

　検討会終了後、グループごとに改善計画シートを提出し、シートは、班長、班員全員、総務部、産業保健スタッフが共有することとしました。3カ月後には、改善計画の進捗状況について中間報告会を開催し、改善活動を進めていくうえで困っている点などについて、ファシリテーターがアドバイスを行ったほか、すでに実行に移されている活動に

表1　改善活動をスムーズに展開するためのポイント

1. トップマネジメントの理解と協力
　　体制づくり（実行単位）と役割の明確化、予算の確保、参加時間の確保
2. 改善活動の視点：ストレス対策がストレスにならないために
　　良い点を強化、スモール・ステップ、よい事例の水平展開、問題追求ではなく対策（解決）志向で
3. 事前準備
　　ストレス調査票の結果、「ヒント集」、職場の写真、討議後のまとめシート

ついては、その活動を強化するようポジティブなフィードバックを行いました。

⑶ まとめ

今回のグループ討議を含む職場環境改善活動が活発に展開された条件として、以下の3点が挙げられます（**表1**）。

① トップマネジメントの理解・協力のもと、事業場全体としてメンタルヘルスに取り組むことが明確にされていたこと。そのため、グループ学習も、職場全員参加が基本であり、管理監督者もあわせて参加したことの意義は大きかった。

② 改善活動の視点として、「良い点を強化する」「スモール・ステップで活動を積み上げる」「良い事例を水平展開する」「問題追及ではなく対策（解決）志向で活動を進める」ことなどを強調したことで、職場のモチベーションが上昇し、活発な改善活動が行われた。

③ 各職場向けの資料、ヒント集、職場の写真、討議後のまとめシートなど事前準備ができていたこと。

以上、ある建設機械メーカーにおけるグループ討議を通じた職場環境等の改善活動について報告しました。同様の方法で改善活動を計画されている事業所の参考になれば幸いです。

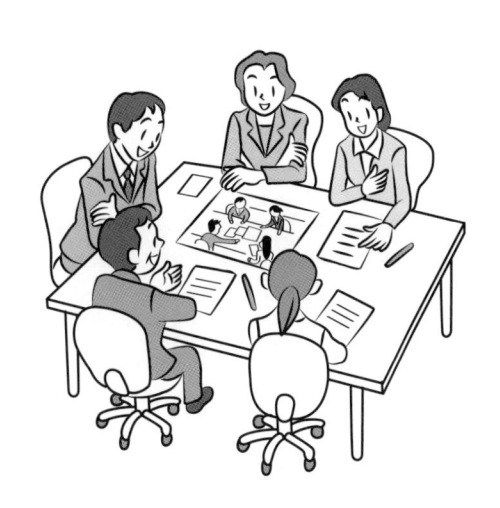

4. 研究開発職場における対策検討会を活用した職場環境改善の事例

(1) 職場環境等の改善を目的としたストレス対策

関東近郊に位置する電機製造業 A 事業所の 1 部門（約 700 名）で職場環境等の改善を目的としたストレス対策を計画・実施しました。当該職場では、職場のトップマネジメントの、メンタルヘルス対策および職場環境改善に対する意識が高かったものの、これまで十分な改善策が実施されておらず、具体的な対策に結びつけるための施策のひとつとして本対策が実施されました。

なお、実施されたストレス対策の概要を**表 1**に示します。

(2) 職場の対策検討会の実施

表 1の流れに従い、職場ストレス調査を実施しました。その後、対象となった部門の結果を 16 の部署別に集計し、①部門全体の結果、②当該職場の結果（仕事のストレス判定図および解説文）、③対策実施のためのツール（職場環境改善のためのヒント集、対策シートなど）を、職場の管理監督者に配布しました。これらの結果をもとに、産業保健スタッフと職場の管理監督者が 1 時間程度の会合を持ち、対策検討会を行い、アクションプラン（改善策）を検討しました。

対策検討会では、職場の管理監督者が主体となって意見交換できるよう、産業保健スタッフは結果の概要説明に加え、主としてファシリテーターとしての役割を担いました。具体的には、「職場環境改善のためのヒント集」（メンタルヘルスアクションチェックリスト、以下「ヒント集」という）をもとに、職場の管理監督者が、自身の職場での具体的な課題などをみつけ、対応策・対策を自分たちの言葉で提案できるよう、産業保健スタッフはこれまでの成功事例の紹介やその他実施された具体的な対応策などを適宜紹介しました。

表 1　実施された職場ストレス対策の概要

1. ストレス対策の目的・意義についての周知
   - 産業保健スタッフより関係者への説明と承認
   - 職場トップマネジメントより職場従業員への対策の目的・意義等についての説明
2. ストレス調査の実施
   - 職業性ストレス簡易調査票 12 項目版（下光他、1998）を対象職場全従業員に対して実施
   - 結果は 16 の部課別（いずれも N≧20）に、仕事のストレス判定図（川上他、2000）により集計
3. 「ヒント集」を用いた職場との対策検討会の実施
   - 仕事のストレス判定図による結果を、当該職場の管理監督者全員に返却
   - 結果と「ヒント集」を用いて、対策検討会を実施
   - 対策検討会のメンバーは、職場の管理監督者と産業保健スタッフ
   - 対策検討会の実施後、アクションプラン（改善策）を作成し、対策を実施
4. 効果評価
   - 調査の実施から 1 年後に、再度ストレス調査を実施

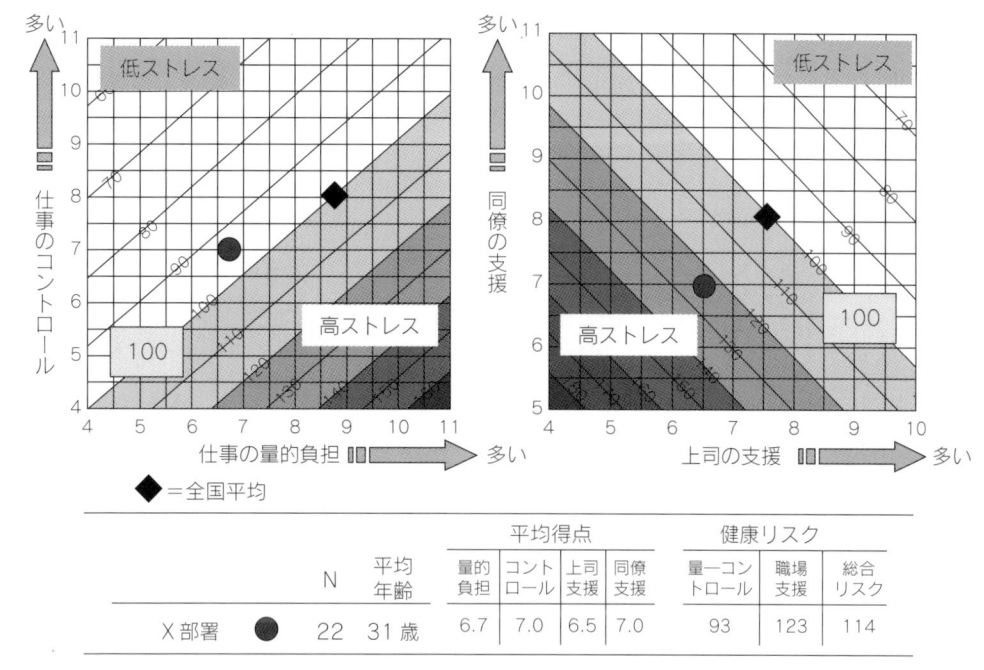

図1 X職場の仕事のストレス判定図

(3) X職場における職場環境等の改善

ここでは、16の部署のうちの1つであるX職場の事例を紹介します。X職場は、研究開発を行う職場で男性23名、女性3名（平均年齢31歳）により構成され、ソフトウェアからハードウェアまでと幅広い研究・開発を行っています。

ストレス調査は職業性ストレス簡易調査票を用いて行いました。仕事のストレス判定図による結果は図1に示すとおり、全国平均と比較し仕事のコントロールが7.0と低いものの、仕事の量的な負担が6.7と低いことから、「量－コントロールリスク」は93と、全国平均の100を下回っていたものの、上司の支援・同僚の支援はそれぞれ6.5・7.0といずれも低く、「職場の支援リスク」は123と全国平均を大きく超えていました。

X職場の管理監督者と産業保健スタッフとが参加し、対策検討会を1時間程度かけて行いました。マニュアルに従い、まず「ヒント集」を参考に職場で現在行われている良い点について話し合いを行い、続いて仕事のストレス判定図を参考に改善すべき点についてポイントを絞り、再度「ヒント集」を参考に改善策について検討・立案を行いました。挙げられた良い点および改善策を表2に示します。

(4) まとめ

職場環境改善をより効果的に行うためには、①職場トップマネジメントの理解および、②職場参加型の検討会の実施、③具体的な数値を用いた結果の評価および効果評価、が重

表2 対策検討会であげられた良い点および改善策

1. 職場でうまくいっている点
   - 領域B　勤務時間と作業編成
     - B-6：週1回、定時退社日を設け、帰宅時に声を掛け合うことで、業務が過度にならないようにしている
   - 領域E　職場内の相互支援
     - E-22：課内のミーティングを定期的に行い、情報共有を行っている
2. 提案された改善策
   - 領域A　作業計画への参加と情報の共有
     - A-3：繁忙時やピーク時は、急な業務配分の再割り当てが必要になることもあることから、日々の状況をヒヤリングする機会を増やすことで、必要な改善を行いやすい体制にする
   - 領域E　職場内の相互支援
     - E-25：職場内だけでは解決し難い技術課題もあるため、職場を超えて、技術者同士の交流の機会を作る

注）英数字はチェックリストの項目番号を示す

要なポイントになると考えられます。特に、今回対策を実施した職場からは、「職場環境等の改善のための対策を検討・立案するに際して「ヒント集」を活用したことで、対策のヒント・手がかりが得られ、検討のための議論も行いやすかった」との声や、「仕事のストレス判定図を併用したことで対策・議論のポイントが絞られ、短時間で検討ができた」との声も複数あげられました。このことから、職場参加型の検討会をより活発化させるという観点からも、「ヒント集」などの活用は意義のあることと考えられます。

5. 自治体における日程分散型安全衛生研修を通じた取り組み事例

A市が毎年実施している安全衛生研修で、「職場環境改善のためのヒント集」（メンタルヘルスアクションチェックリスト、以下「ヒント集」という）を利用した職場改善活動が行われました。半年間の取り組みでは、計5日間の研修日を、導入2日研修、2回の中間報告会、最終発表会の日程として設定しました（図1）。参加した職場では、職員が安心して安全に、ストレスが少なく働くことのできる職場環境づくりとして、さまざまな取り組みがすすめられました。

今回の安全衛生研修には15の（安全）衛生委員会の各職場から労使各1名ずつ、計30名が参加しました。（安全）衛生委員会の内訳は、区役所7委員会、現業6委員会（病院、環境（清掃）局、消防局など）、事務職場2委員会（教育委員会、財政局）で、「ヒント集」を使った職場環境改善の取り組みは、6ヵ月にわたる安全衛生研修の実地研修課題として実施されました。各職場で取り組まれた事例は以下のとおりです。

(1) A消防署の事例

A消防署では、170名の職員を5～8名のグループ（計20グループ）に分けて、「ヒント集」を使った討議を実施しました。その結果、計60件の意見がグループ討議結果として寄せられ、全体会議での発表で、自分たちの職場の良い点は、①必要な情報が全員に正しく伝わる体制があり、②作業ミスを多面的に防止する安全管理体制が整備されていて、③昇進・昇格の機会が明確でチャンスが公平にあたえられていること、などでした。改善点として、①休暇が十分取れるようにする、②当直体制変更を含む勤務体制の改善をする、③有害環境源対策として、車庫内の排気ガス充満による不快やストレスを軽減する改善を行うこと、が提案されました。「ヒント集」を利用することで、全員で取り組み、自分たちの職場環境を見直すことができ、実は自分たちの職場にはよい事例がたくさんあることを再認識できたことが大きな成果となりました。

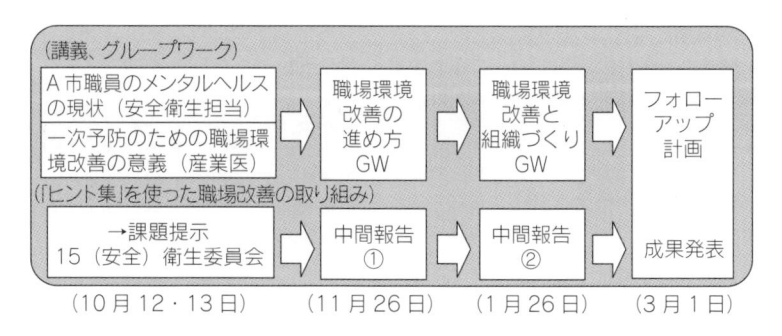

図1　A市におけるメンタルヘルス対策に重点をおいた職場環境改善の取り組み経過

(2) 区役所のストレス改善の取り組み

B区役所では、2006年度から3カ年計画でメンタルヘルスを重点課題として取り上げることが決まり、初年度は職場環境改善を目指した取り組みが行われました。約200名の職員がいる区役所の各部署に「ヒント集」を使っての職場報告シートの提出を求め、その結果、各部署から寄せられた改善課題として、①整理整頓、②棚やロッカーの有効利用、③書類整理法の確認、④電子化書類の確認、⑤副区長所在印の作成、などが提案されています。**図2**は実際に行われた改善事例です。

また、C区役所では**表1**のように改善提案が行われました。

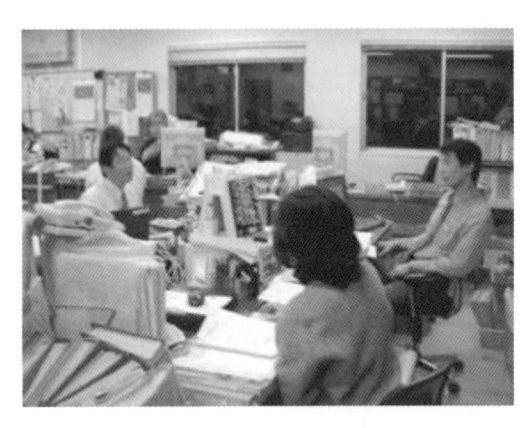

図2 ストレス対策として役立った良好事例
係単位での短時間ミーティングおよび各係長による調整会議の実施をすることで、業務がスムーズに（A市安全衛生研修発表会資料、B区役所）

表1 「ヒント集」を用いて提案された職員からの意見（C区役所）

領域	アクション項目	理由	解決策	解決事項	効果
業務に関する提案	繁忙期やピーク時の作業改善をしたい。	個人の業務が増大している。一日中来客があり慌しい。	窓口開庁時間を3時までとする。	窓口閉庁後に落ち着いて事務処理ができる。	仕事にゆとりができる。
	休暇を十分取れるようにしたい。	思うように休暇が取れない。ストレスが蓄積している。	職場内で休暇取得スケジュールを作成する。上司の理解を得る。	休暇が取得しやすくなる。	心身ともにリフレッシュができる。
職場に関する提案	職場内のチームワークづくりをしたい。	周りの人の協力が得られず仕事がはかどらない。	各個人が進んでコミュニケーションを取る。	仕事がスムーズにすむ。	ストレスの解消 能率アップ
	健康や職場環境問題について相談をしたい。	どうしても一人で悩んでしまう。	相談窓口等の連絡先を明示 相談体制の確立	個人で悩まなくなる。	気持ちが楽になる。
	同僚や臨時職員との関係を良くしたい。	対人関係がギクシャクしている。	仲間として差別をしない。アフター5の活用	職員の融和	職場の和の形成

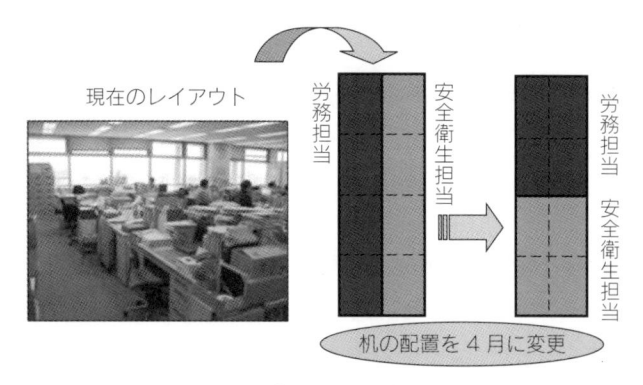

図3　レイアウトの変更による仕事のしやすさ改善

(3) 本庁D局庶務課の環境改善

本庁D局の庶務課の5名で「ヒント集」を利用して話し合いを行い、改善を行いたい優先項目を討議しました。その結果、提案として①必要な情報が全員に伝わるようにする、②個人ごとの作業場所を仕事しやすくする、③上司に相談しやすい環境を整備する、④同僚で相談でき、コミュニケーションがとりやすい環境を整備する、が挙げられました。解決策としてレイアウト変更を実施したところ、担当ごとのちょっとした話し合いがとてもスムーズになり、仕事がしやすくストレスが軽減したと報告されました（**図3**）。

(4) まとめ

本取り組みを通じて、1回目のフォローアップワークショップでは15の職場から計45件の改善計画が提案されました。3カ月後には、15職場のうち、11職場による計33件(73%)の改善が実施され、6カ月後の成果発表会では、すべての職場であらかじめ計画された職場環境改善が行われました。「ヒント集」の利用と6カ月間のフォローアップで、職場環境改善を支援できることが確かめられました。

メンタルヘルス対策の一次予防に取り組む自治体での職場環境改善の経験を紹介しました。自治体職場では、対市民への対応、現業職場における対応、議会対応など、行政職に特徴的なストレス要因があります。職場ですでに取り組んでいるよいところ、他職場の取り組み事例に学んで、職員一人ひとりがまず、働きやすい職場にするにはどうするかを考え、意見を出し合う場を保証していくことがとても大切です。職場の日々の話し合いや、(安全)衛生委員会が大いに活用できます。「ヒント集」などのツールを活用して、働きやすく笑顔があふれる自治体の職場環境づくりが進むことを願っています。

8 心の健康づくり計画におけるストレス対策による一次予防の重要性

1. 心の健康づくり計画と職場環境改善の意義

　職場環境改善等によるストレス対策一次予防は、心の健康づくり計画において重要な役割を持ちます。労働者の心の健康に影響をあたえる職場環境には、作業環境、作業方法、労働者の心身の疲労の回復を図るための施設および設備等、職場生活で必要となる施設および設備等、労働時間、仕事の量と質、セクシャルハラスメント、職場の人間関係、職場の組織および人事労務管理体制、職場の文化や風土などがあり、職場レイアウト、作業方法、コミュニケーション、職場組織の改善等を通じた職場環境の改善は、労働者の健康保持増進に効果的です。したがって、事業者はメンタルヘルス不調の未然防止を図る観点から、職場環境の改善等に積極的に取り組む必要があります。

　そのため、事業者は衛生委員会などでの審議や策定した心の健康づくり計画を踏まえて、管理監督者や事業場内産業保健スタッフ等に対して、職場環境等の把握と改善の活動を行いやすい環境を整備するなどの支援を行う必要があります。この職場環境改善の意義については、厚生労働省による「労働者の心の健康の保持増進のための指針」(平成18年3月31日付け健康保持増進のための指針公示第3号)において、明確に位置づけられています。

　また、心の健康問題により休業した労働者が復職する際に、職場環境の改善は、職場復帰支援プランの作成や、主治医との連携の際に必要な内容となります。職場復帰の可否の判断および職場復帰支援プランの作成時には、当該労働者が復帰する職場環境等の評価が重要で、復帰した後もそのフォローアップにおいて職場環境等の改善に目配りすることでスムーズな復職支援につなげることができます。

　なお、職場復帰支援においては、職場配置、処遇、労働条件、社内勤務制度、雇用契約等の適切な運用を行う必要があることから人事労務管理担当者を含む産業保健スタッフがその職場環境調整に適切な助言や調整などを行うことが求められます。これらの復職支援にあたっての職場環境改善等については、厚生労働省による「心の健康問題により休業した労働者の職場復帰支援の手引き」(平成21年3月31日改訂)において、職場復帰支援に当たって留意すべき事項として触れられています。

2. 心の健康づくり計画における職場環境改善の位置づけ

　メンタルヘルスケアは中長期的視点にたって、継続的にかつ計画的に行われることが重要です。その推進に当たっては、事業者が労働者の意見を聞きながら、事業場の実態に合わせた取り組みを行う必要があります。各事業場では、安全衛生委員会等での審議を通じ、

心の健康づくり計画を策定し、各事業場における産業安全保健に関する計画のなかに位置づけることで、メンタルヘルスケアを推進することができます。

心の健康づくり計画は、事業者による方針策定、実施体制の確立、実施状況の評価と評価結果に基づく必要な改善の実施という「PDCA サイクル」（計画 Plan（P）- 実施 Do（D）- 評価 Check（C）- 改善 Action（A））に沿って計画します。その際、4つのメンタルヘルスケアである「セルフケア」「ラインによるケア」「事業場内産業保健スタッフ等によるケア」「事業場外資源等によるケア」のなかで、特に「ラインによるケア」「事業場内産業保健スタッフ等によるケア」を中心として職場環境改善等によるメンタルヘルスケアが行われるように計画します。具体的には、①職場環境等の評価と改善課題の把握、②職場環境等の改善の取り組み、が重要で、これらは本書で解説したチェックポイント30を活用することで進めることができます。また、職場復帰に当たってもこれらの職場環境改善のチェックポイントを活用して、継続的な改善の実施、評価につなげることができます。

3. 職場環境改善のきっかけづくりと評価の仕組みづくり

心の健康づくり計画における職場環境改善のためには、そのきっかけづくりや環境改善の評価などが重要になります。職場環境改善のアイデアや改善提案をステップバイステップで実効性のあるアクションに結びつけるきっかけづくりや職場内外の仕組みづくりのためには、①良好事例から学び、②すぐに実行可能な優先策を選定する話し合い（グループワーク）の場を設け（リスクアセスメント）、③ストレス対策と企業の経営目標／職場目標との同時改善を目指し、④既存の成果の上に積み上げながら、⑤実行して学ぶスタイルで、⑥互いに学び合い見直しできるフォローアップの機会を設ける、ことが大切となります。**表1**には職場環境改善を進める際の重要な視点を整理しました。

なお、職場環境からのアプローチによるストレス対策には、①トップのコミットメントの確保、②職場の話し合いの時間確保、③ファシリテーターの役割と技術、④フォローアップの体制づくり、などに留意する必要があります。

表1 職場環境改善による一次予防策を取り上げるヒント

1) 職場環境改善を行う対象職場の仕組みつくり
2) 良好事例の掘り出しと活用
3) 職場環境評価ツールの工夫と活用
4) わかりやすい言葉により職場評価を「みえる化」
5) 現場のニーズを評価する
6) ポジティブアプローチで取り組む
7) 職場改善のキーパーソンを支え育てる姿勢

※本ヒントは第17回産業ストレス学会シンポジウム「ストレス対策を目的とした職場環境へのアプローチのコツ」での総合討議の結果から整理した。

4．職場でのストレス対策に必要な事業者の理解と意思表明

　管理監督者の中には不調者が出た時の対応には関心があるものの、未然防止のための対応には関心がなく、協力が得にくいというようなことがありがちです。今までに職場から不調者を出したという経験がなかったり、仕事をするのにストレスがあるのは当たり前で、不調になることにまったく実感がわかないということも考えられます。このように不調者を出さないようにするということに理解が得られなければ、相談することの大切さを唱えたとしても、またストレス調査により実態が把握され、改善が必要とスタッフ側で認識されたとしても効果をあげることはむずかしいといえます。しかし、事業者よりメンタルヘルス対策の必要性やねらいについての表明があると、管理監督者の理解も得られ、職場全体としての取り組みへの意識も高まるようになります。

5．心の健康づくり計画と支援体制の整備

　メンタルヘルス対策を進める中で管理監督者の役割は重要ですが、これらの対応を管理監督者だけに任せてしまうのは大きな負担を強いることになります。そのようなことがないようにするためにも、人事・労務部門や健康管理部門がいつでも支援できる体制を作っておくことが大事であり、さらには相談体制の整備や職場復帰支援のための体制、外部機関の活用等のシステムづくりを進めていくことも必要です。このような一次予防としての効果をあげるには、心の健康づくり計画にもとづいた全社的な対応をマニュアル（文書）化することであり、これらを整備することがストレス対策の実行をより確実なものにします。

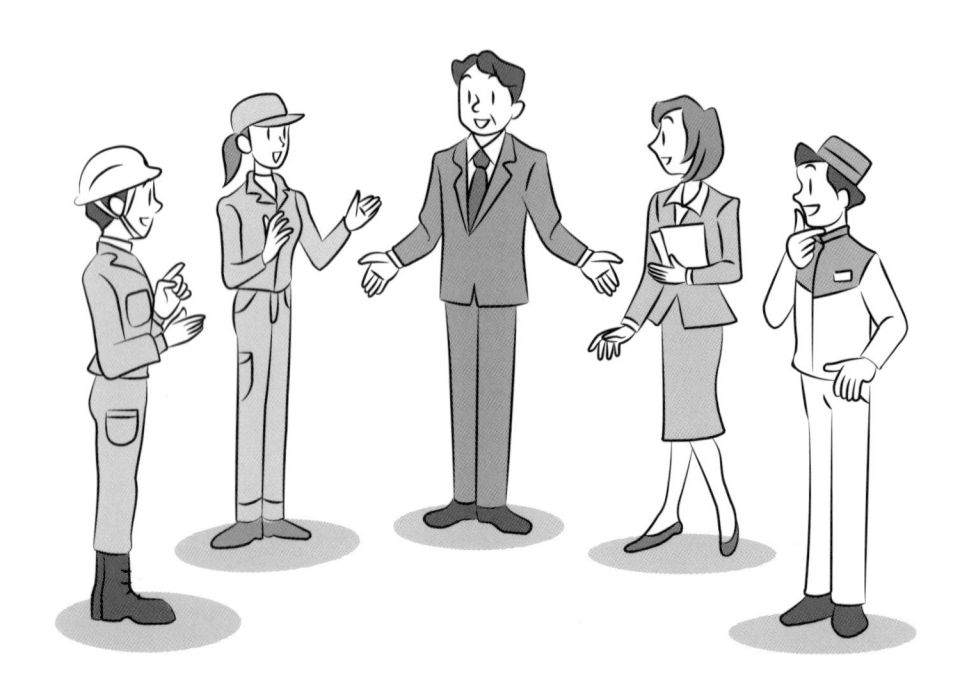

参 考 資 料

「職場環境改善のためのヒント集」と「仕事のストレス判定図」との対応一覧

領域		アクションチェックポイント	仕事の量的負担	仕事のコントロール	上司の支援	同僚の支援
A	作業計画への参加と情報の共有	1．作業の日程作成に参加する手順を定めます 作業の分担や日程についての計画作成に、労働者と管理監督者が参加する機会を設けます。		◎		
		2．少人数単位の裁量範囲を増やします 具体的なすすめ方や作業順序について、少人数単位または作業担当者ごとに決定できる範囲を増やしたり再調整したりします。		◎		
		3．個人当たりの過大な作業量があれば見直します 特定のチーム、または特定の個人当たりの作業量が過大になる場合があるかどうかを点検して、必要な改善を行います。	◎	○	○	○
		4．各自の分担作業を達成感あるものにします 分担範囲の拡大や多能化などにより、単調な作業ではなく、個人の技量を生かした達成感が得られる作業にします。		◎	○	
		5．必要な情報が全員に正しく伝わるようにします 朝の短時間ミーティングなどの情報交換の場を設け、作業目標や手順が各人に伝わり、チーム作業が円滑に行われるように、必要な情報が職場の全体に正しく伝わり、共有できるようにします。		◎	○	○
B	勤務時間と作業編成	6．労働時間の目標値を定め、残業の恒常化をなくします 1日、1週、1カ月単位ごとの労働時間に目標値を設け、ノー残業デーなどを運用することで、長時間労働が当たり前である状態を避けるようにします。	◎	○		
		7．繁忙期やピーク時の作業方法を改善します 繁忙期やピーク時などの特定時期に個人やチームに作業が集中せず、作業の負荷や配分を公平に扱えるように、人員の見直しや業務量の調整を行います。	◎	○		
		8．休日・休暇が十分取れるようにします 定めた休日日数がきちんと取れ、年次有給休暇やリフレッシュ休暇などが計画的に、また必要に応じて取れるようにします。	◎	○		
		9．勤務体制、交替制を改善します 勤務体制を見直し、十分な休養時間が確保でき、深夜・早朝勤務や不規則勤務による過重負担を避けるようにします。	◎	○	○	
		10．個人の生活条件に合わせて勤務調整ができるようにします 個人の生活条件やニーズに応じて、チーム編成や勤務条件などが柔軟に調整できるようにします。（例：教育研修、学校、介護、育児）	◎	○	○	○

注）　◎＝特に関係あり　　○＝関係あり

参考資料

領域	アクションチェックポイント	「仕事のストレス判定図」との対応			
		仕事の量的負担	仕事のコントロール	上司の支援	同僚の支援
C 円滑な作業手順	**11. 物品と資材の取り扱い方法を改善して、負担を軽減します** 物品と資材、書類などの保管・運搬方法を工夫して負担を軽減します。（例：取り出しやすい保管場所、台車の利用、不要物の除去や整理整頓など）	◎	○		
	12. 個人ごとの作業場所を改善し、仕事をしやすくします 各自の作業場のレイアウト、姿勢、操作方法を改善して仕事をしやすくします。（例：作業台の配置、肘の高さでの作業、パソコン操作方法の改善など）	◎	○		
	13. 作業の指示や表示内容をわかりやすくします 作業のための指示内容や情報を作業中いつでも容易に入手し確認できるようにします。（例：見やすい指示書、表示・ラベルの色分け、標識の活用など）	○	◎	○	
	14. 反復・過密・単調作業を改善します 心身に大きな負担となる反復作業や過密作業、単調作業がないかを点検して、適正な負担となるよう改善します。	◎	○		
	15. 作業ミス防止策を多面的に講じます 労働者が安心して作業できるように、作業ミスや事故を防ぎ、もしミスを起こしても重大な結果に至らないように対策を講じます。（例：作業手順の標準化、マニュアルの作成、チェック方法の見直し、安全装置、警報など）	◎	○		
D 作業場環境	**16. 温熱環境や音環境、視環境を快適化します** 冷暖房設備などの空調環境、照明などの視環境を整え、うるさい音環境などを、個々の労働者にとって快適なものにします。	○	○	○	○
	17. 粉じん、化学物質、感染病原体など、有害環境源を隔離します 健康を障害するおそれのある粉じん、化学物質や感染病原体など、人体への有害環境源を隔離するか、適切な防護対策を講じます。	○			
	18. 職場の受動喫煙を防止します 職場における受動喫煙による健康障害やストレスを防止するため、話し合いにもとづいて職場の受動喫煙防止対策をすすめます。			◎	◎
	19. 衛生設備と休養設備を改善します 快適で衛生的なトイレ、更衣室を確保し、ゆっくりとくつろげる休憩場所、飲料設備、食事場所や福利厚生施設を備えます。	◎		○	○
	20. 緊急時対応の手順を改善します 災害発生時や火災などの緊急時に適切に対応できるように、設備の改善、通路の確保、全員による対応策と分担手順をあらかじめ定め、必要な訓練を行うなど、日頃から準備を整えておきます。	○	○	○	

「職場環境改善のためのヒント集」と「仕事のストレス判定図」との対応一覧

	領域	アクションチェックポイント	仕事の量的負担	仕事のコントロール	上司の支援	同僚の支援
E	職場内の相互支援	21．上司に相談しやすい環境を整備します 労働者が必要な時に上司や責任者に問題点を報告し、また相談しやすいようにふだんから職場環境を整えておくようにします。（例：上司に相談する機会を確保する、サブリーダーの設置、相談しやすいよう職場のレイアウトを工夫するなど）			◎	○
		22．同僚に相談でき、コミュニケーションがとりやすい環境を整備します 同僚間でさまざまな問題点を報告し合い、また相談し合えるようにします。（例：作業グループ単位で定期的な会合を持つ、日報やメーリングリストを活用するなど）			○	◎
		23．チームワークづくりをすすめます グループ同士でお互いを理解し、支え合い、相互に助け合う雰囲気が生まれるように、メンバーで懇親の場を設けたり、研修の機会を持つなどの工夫をします。			◎	◎
		24．仕事に対する適切な評価を受け取ることができるようにします 労働者が自分の仕事のできや能力についての評価を、実績にもとづいて、納得できる形で、タイミングよく受け取ることができるようにします。			◎	○
		25．職場間の相互支援を推進します 職場や作業グループ間で、それぞれの作業がしやすくなるように情報を交換したり、連絡調整を行ったりするなど、相互支援を推進します。	○	○	○	○
F	安心できる職場のしくみ	26．個人の健康や職場内の健康問題について相談できる窓口を設置します 心の健康や悩み、ストレス、あるいは職場内の人間関係などについて、気がねなく相談できる窓口または体制を確保します。（例：社内のメンタルヘルス相談窓口の設置）	○	○	○	○
		27．セルフケアについて学ぶ機会を設けます セルフケア（自己健康管理）に役立つ情報を提供し、研修を実施します。（例：ストレスへの気づき、保健指導、ストレスへの上手な対処法など）	○	○	○	○
		28．組織や仕事の急激な変化にあらかじめ対処します 組織や作業編成の変更など職場の将来計画や見通しについて、ふだんから周知されているようにします。	○	○	○	○
		29．昇進・昇格、資格取得の機会を明確にし、チャンスを公平に確保します 昇進・昇格のモデル例や、キャリア開発のための資格取得機会の有無や時期が明確にされ、公平にチャンスが与えられることを労働者に伝えます。		○	◎	○

参 考 資 料

| 領域 | アクションチェックポイント | 「仕事のストレス判定図」との対応 ||||
		仕事の量的負担	仕事のコントロール	上司の支援	同僚の支援
	30．緊急の心のケアをします 　突発的な事故が生じた時に、緊急時のケアや心のケアが受けられるように、あらかじめ職場内の責任者や産業保健スタッフ、あるいは社外の専門家との連絡体制や手順を整えておきます。	○		○	

ストレス対策一次予防のための職場環境改善のツールがダウンロードできる有用なウェブサイト

1．事業場のメンタルヘルスサポートページ
http://www.jstress.net/
運営：東京大学大学院 医学系研究科（精神保健学・看護学分野）

「職場環境改善のためのヒント集」（メンタルヘルスアクションチェックリスト）や「仕事のストレス判定図」のほか、日本語版「努力－報酬不均衡モデル（ERIモデル）調査票」や職場環境改善に関連した各種チェックリスト、マニュアルがダウンロードできます。

＜ダウンロードできる主なツール＞

○「職場環境改善のためのヒント集」（メンタルヘルスアクションチェックリスト）
　メンタルヘルス改善チェックポイント30のもとになっているチェックリスト、グループ討議の方法や使い方を説明したマニュアル等がダウンロードできます。

○事業場における心の健康づくりの実施状況チェックリスト
　32項目の評価項目で構成される心の健康づくり計画のためのチェックリストです。評価の点数に応じ事業場における心の健康づくりの実施状況を確認することができます。

○その他、職場環境の評価や改善のためのチェックリスト等
　・仕事のストレス判定図
　・日本語版「努力－報酬不均衡モデル（ERIモデル）調査票」
　・うつ病の簡便な構造化面接法（Brief Structured Interview for Depression, BSID）など

2．職業性ストレス簡易調査票のページ
http://www.tmu-ph.ac/topics/stress_table.php/
運営：東京医科大学 公衆衛生学講座 ストレス・身体活動研究グループ

職業性ストレス簡易調査票およびその関連マニュアルがダウンロードできます。また、これまで職場環境改善に関連して行われた厚生労働科学研究の研究班の報告書も掲載されています。

3．職場のメンタルヘルス対策ガイド
http://omhp-g.info/index.html/
運営：産業医科大学 産業生態科学研究所 精神保健学教室

メンタルヘルス対策全般にわたって、"心の健康づくり"として、精神障害への対応から働きやすい職場づくりまで職場においても多種多様な対策に関連した情報、「メンタルヘルス改善意識調査票」（MIRROR）などのツールがダウンロードできます。

参 考 資 料

4．こころの耳　働く人のメンタルヘルス・ポータルサイト
http://kokoro.mhlw.go.jp/

運営：公益財団法人産業医学振興財団、厚生労働省

　厚生労働省の委託事業として産業医学振興財団が運営するサイトです。働く人のメンタルヘルスに関連して「働く方へ」「ご家族の方へ」「事業者、上司・同僚の方へ」「支援する方へ」などのページを設け、メンタルヘルスに関連した各種ガイドラインや通達、情報、職場の評価や改善ツールなどをまとめて紹介しています。上記1～3も「こころの耳」にリンクされています。

5．健康づくり（THP）・メンタルヘルス
http://www.jisha.or.jp/health/index.html/

運営：中央労働災害防止協会

　事業場で健康教育や健康相談を行うTHPスタッフの養成研修やスキルアップのためのセミナー、メンタルヘルス対策に関する各種研修会の開催、また事業場での取組みの導入支援、職場への講師派遣など、中央労働災害防止協会が実施する職場における健康づくり・メンタルヘルス対策の推進のためのさまざまなサービスについて紹介しています。

　また、「労働者の疲労蓄積度チェックリスト」「職業性ストレス簡易評価ページ」なども公開（http://www.jisha.or.jp/web_chk/index.html）しており、ホームページ上でチェックを行うことができます。

6．医療従事者のための安全健康支援ツール
http://www.isl.or.jp/hcwoshtools.html/

運営：公益財団法人労働科学研究所

　メンタルヘルス改善に関して本マニュアルで触れている各改善ポイントについて、特に、医療・介護領域におけるメンタルヘルスに関連した職場環境改善等のツールを提供しています。「医療施設等におけるメンタルヘルス向上のための職場環境改善チェックリスト」「医療機関における暴言・暴力対策チェックリスト」「歯科診療所向け安心・安全職場改善チェックリスト」などがダウンロードできます。

　その他、労働科学研究所が支援するメンタルヘルス対策に関連した各種情報へのリンクも充実しています。

執　筆　者　一　覧　(50音順、所属・役職は執筆当時のもの、かっこ内は執筆項目番号)

川上 憲人　　東京大学大学院医学系研究科 公共健康医学専攻 精神保健学分野教授
　　　　　　（はじめに、3-E～3-F 総説）

小木 和孝　　財団法人 労働科学研究所 主管研究員
　　　　　　（はじめに、3-B～3-D 総説）

小林 由佳　　本田技研工業株式会社 人事部 安全衛生管理センター
　　　　　　（3-B）

島津 明人　　東京大学大学院医学系研究科 公共健康医学専攻 精神保健学分野 准教授
　　　　　　（3-E、7-3）

島津 美由紀　ソニー株式会社 人事部門産業保健部
　　　　　　（3-F、7-4）

堤　 明純　　産業医科大学 産業医実務研修センター 教授
　　　　　　（1、3-A、5、7-1、7-2）

長見 まき子　関西福祉科学大学大学院社会福祉学研究科 心理臨床学専攻 健康福祉学部 准教授
　　　　　　（7-1）

三觜　 明　　中央労働災害防止協会 健康確保推進部 次長
　　　　　　（6、8）

吉川　 徹　　財団法人 労働科学研究所 副所長
　　　　　　（はじめに、2、3-A 総説、3-C～3-D、4、7-2、7-5、8）

メンタルヘルスのための職場環境改善
「職場環境改善のためのヒント集」ですすめる
チェックポイント30

平成22年4月16日	第1版第1刷発行
平成30年8月7日	第4刷発行

編　者　　中央労働災害防止協会
発行者　　三田村　憲明
発行所　　中央労働災害防止協会
　　　　　〒108-0023
　　　　　東京都港区芝浦3丁目17番12号
　　　　　　　　　　　　吾妻ビル9階
　　　　　電話　販売　03（3452）6401
　　　　　　　　編集　03（3452）6209
印刷・製本　　新日本印刷株式会社

落丁・乱丁本はお取り替えいたします　　Ⓒ JISHA 2010
ISBN978-4-8059-1274-4　C3060
中災防ホームページ　http://www.jisha.or.jp/

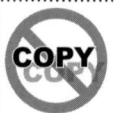

本書の内容は著作権法によって保護されています。本書の全部または一部を複写（コピー）、複製、転載すること（電子媒体への加工を含む）を禁じます。